AF529659

OSHQOZONNING SEKRETSION FAOLIYATI: ME'YORIY HOLAT VA BUZILISH MEXANIZMLARI

(Monografiya)

Tirkashev Nodir Abdurahmon o'g'li

© Tirkashev Nodir Abdurahmon O'g'li

Oshqozonning Sekretsion Faoliyati: Me'yoriy Holat Va Buzilish Mexanizmlari

by: Tirkashev Nodir Abdurahmon O'g'li

Edition: November '2025

Publisher:

Taemeer Publications LLC (Michigan, USA / Hyderabad, India)

ISBN 978-93-6908-054-0

9 789369 080540

© Tirkashev Nodir Abdurahmon O'g'li

Book	:	Oshqozonning Sekretsion Faoliyati: Me'yoriy Holat Va Buzilis Mexanizmlari
Author	:	Tirkashev Nodir Abdurahmon O'g'li
Publisher	:	Taemeer Publications
Year	:	'2025
Pages	:	128
Title Design	:	*Taemeer Web Design*

Kirish

Oshqozon sekretsiyasi organizmdagi murakkab va o‘zaro bog‘langan jarayonlardan biri hisoblanadi. U oziq-ovqat mahsulotlarini kimyoviy jihatdan dastlabki parchalanishidan tortib, oziq moddalarning organizmga to‘liq so‘rilishigacha bo‘lgan bosqichda bevosita ishtirok etadi. Ayniqsa, oshqozon shirasining hosil bo‘lishi va bu jarayonni tartibga soluvchi fiziologik mexanizmlar nafaqat ovqat hazm qilish tizimining, balki butun organizmning sog‘lom faoliyatida katta ahamiyat kasb etadi. Bu jarayon buzilgan hollarda esa turli kasalliklar, xususan, gastrit, yara kasalliklari, gastroezofageal reflyuks, hipersekresiya va giposekresiya kabi holatlar yuzaga keladi. Shunday ekan, oshqozon sekretsiyasining me’yoriy holatini, uni boshqaruvchi omillarni va ularning buzilish mexanizmlarini chuqur o‘rganish zamonaviy tibbiyotda dolzarb yo‘nalishlardan biri hisoblanadi.

Oshqozon sekretsiyasi asosan oshqozon bezlarida joylashgan parietal, asosiy, mukozal va endokrin hujayralar faoliyati bilan bog‘liq. Aynan parietal hujayralar xlorid kislotasini ishlab chiqarib, oshqozon shirasining kislotali muhiti uchun javobgardir. Bu hujayralarning faoliyati esa murakkab neyro-gumoral mexanizmlar orqali boshqariladi. Ayniqsa, gastrin, asetilxolin va gistamin mediatorlari ushbu hujayralarning HCl ishlab chiqarishiga bevosita ta’sir ko‘rsatadi. Shuningdek, bu jarayonda somatostatin, prostaglandinlar va boshqa modulyatorlar inhibitiv rol o‘ynaydi. Demak, oshqozon sekretsiyasi organizmda uyg‘unlikda ishlaydigan rag‘batlantiruvchi va to‘xtatuvchi signal tizimlarining aniq muvozanatiga asoslanadi.

Sekretsiya faqatgina kimyoviy parchalanish uchun emas, balki mikroblarga qarshi himoya funksiyasini ham bajaradi. Masalan, HCl ko‘plab patogen mikroorganizmlarni inaktiv holga keltiradi. Shu sababli, oshqozon shirasining yetarli darajada ishlab chiqarilishi nafaqat hazm qilish, balki immunologik bar’erning muhim tarkibiy qismi sifatida ham qaraladi. Bundan tashqari, intrinsic factor deb nomlanuvchi glikoprotein parietal hujayralar tomonidan ajralib chiqadi va bu B12 vitamini so‘rilishi uchun zarurdir. Uning etishmasligi megaloblast anemiyaga olib kelishi mumkin. Shuning uchun oshqozon sekretsiyasi ko'p qirrali funksional yuklamani bajaradi.

So'nggi yillarda olib borilgan ilmiy tadqiqotlar natijasida oshqozon sekretsiyasi faqat oddiy mexanik jarayon emas, balki organizmdagi umumiy metabolik va neyro-endokrin muvozanat bilan chambarchas bog'liq ekani aniqlangan. Masalan, stress holatlari, kortikosteroidlar darajasining oshishi, markaziy nerv tizimidagi o'zgarishlar bevosita oshqozon shirasining ishlab chiqarilishiga ta'sir ko'rsatadi. Bundan tashqari, oshqozon-ichak traktida mavjud bo'lgan mikroflora ham sekretsion faoliyatga bilvosita ta'sir ko'rsatishi mumkin. Xususan, *Helicobacter pylori* infeksiyasi oshqozonning ichki qavati bilan o'zaro murakkab aloqada bo'lib, ba'zan kislotalilikni oshiradi, ba'zan esa uni pasaytiradi. Bu infeksiya immun javobni faollashtirib, hujayra shikastlanishini, yallig'lanishni va natijada sekretsiyaning buzilishini yuzaga keltiradi.

Sekretsiya jarayoni, odatda, uch bosqichda amalga oshadi: bosh miya fazasi, oshqozon fazasi va ichak fazasi. Birinchi fazada (cephalic phase) ovqat hidini sezish, uni ko'rish, eslash yoki og'izga olish orqali markaziy asab tizimidan keluvchi impulslar vagus asabi orqali oshqozon bezlariga ta'sir ko'rsatadi. Ikkinchi fazada esa oshqozonga tushgan ovqatning mexanik ta'siri va peptidlarning mavjudligi oshqozon devoridan gastrin ajralishini faollashtiradi. Uchinchi fazada (intestinal phase) esa ichakdan ajraluvchi sekretin, xoletsistokinin va boshqa gormonlar sekretsiyani nazorat qiladi. Bu bosqichlar o'zaro uzviy bog'liq bo'lib, har birining normal faoliyati sekretsiya tizimining to'liq ishlashini ta'minlaydi.

Zamonaviy ilm-fan bu borada ancha chuqur tadqiqotlar olib bormoqda. Parietal hujayralardagi H^+/K^+-ATFaza fermenti (proton nasosi) sekretsiya jarayonining asosiy komponenti hisoblanadi. Bu ferment faoliyatini to'xtatuvchi dori vositalari — masalan, omeprazol, pantoprazol kabi proton nasosi inhibitörlari — hozirda eng samarali antisekretor vositalardan biri hisoblanadi. Ular kislotali sharoitda faollashib, parietal hujayralarning kislotali ionlar ishlab chiqarishini cheklaydi. Bu esa yara kasalligi, refluks ezofagit va boshqa ko'plab kasalliklarda keng qo'llaniladi.

Shu bilan birga, oshqozon sekretsiyasining pasayishi (giposekresiya) ham salbiy oqibatlarga olib kelishi mumkin. Bu holatda ovqat hazm bo'lmay qoladi, organizmda muhim oziq moddalarning so'rilishi buziladi, mikroflora muvozanati o'zgaradi, infeksiyalarga moyillik oshadi. Ayniqsa, yoshi katta odamlarda, surunkali gastritda va autoimmun kasalliklarda parietal hujayralarning ishdan chiqishi sekretsiya darajasining keskin tushishiga olib keladi. Bu esa umumiy metabolik disbalans, dispepsiya, anemiya va immun zaiflik kabi holatlarni yuzaga keltiradi.

Yuqoridagilardan kelib chiqib aytish mumkinki, oshqozon sekretsiyasi inson salomatligida fundamental ahamiyatga ega. Uning me'yoriy darajasini saqlab turish, regulyator mexanizmlarni tushunish va bu jarayonlarda yuzaga keladigan buzilishlarni aniqlab, davolash choralarini ishlab chiqish zamonaviy tibbiyotning muhim yo'nalishlaridan biridir. Ushbu monografiyada ana shu masalalarga ilmiy, tizimli va zamonaviy yondashuv asosida yondashiladi.

Tibbiyotning rivojlanishi bilan organizmdagi har bir fiziologik jarayon chuqur va tizimli o'rganilmoqda. Ayniqsa, ovqat hazm qilish tizimi, xususan oshqozon sekretsiyasi bugungi kunda molekulyar biologiya, biokimyo, klinik farmakologiya va eksperimental fiziologiya nuqtayi nazaridan keng tadqiq qilinmoqda. Sababi shundaki, bu jarayonning oddiy ko'ringan tarkibiy qismlari aslida murakkab regulyator yo'llar, o'zaro aloqador signallar va hujayra ichki mexanizmlar orqali boshqariladi. Shu bilan birga, zamonaviy tibbiyotda ko'plab kasalliklar, xususan, funksional dispepsiya, stressli yara kasalligi, refluks ezofagit, oshqozon atrofiyasiga olib keluvchi autoimmun gastritlar aynan oshqozon sekretsiyasi buzilishi bilan bog'liqligi isbotlangan. Bu esa ushbu mavzuni nafaqat nazariy, balki amaliy nuqtayi nazardan ham dolzarb qilmoqda.

Zamonaviy ilmiy adabiyotlar tahliliga ko'ra, oshqozon sekretsiyasining neyrogumoral regulyatsiyasida bir necha o'nlab moddalar, mediatorlar va fermentlar ishtirok etadi. Bular ichida eng ko'p o'rganilganlari – gastrin, asetilxolin, gistamin va somatostatin bo'lsa, yangi aniqlangan mediatorlar – ghrelin, leptin, obestatin, peptid YY va boshqalar ham sekretsiya jarayonida ishtirok etadi. Ayniqsa, ghrelin – "ochlik gormoni" sifatida tanilgan bo'lsa-da, u oshqozon sekretsiyasini ham rag'batlantiruvchi ta'sirga ega. Shu bois, ghrelin va leptin o'rtasidagi o'zaro antagonistik munosabatlar nafaqat ishtaha, balki oshqozon shirasining ishlab chiqarilishi bilan ham bevosita bog'liq.

Tadqiqotlar shuni ko'rsatadiki, oshqozon sekretsiyasi faqat fiziologik omillar bilan emas, balki psixologik va ijtimoiy muhit bilan ham chambarchas bog'liq. Stress, xavotir, surunkali charchoq sindromlari oshqozon kislotasining ko'payishiga yoki kamayishiga sabab bo'lishi mumkin. Bu holat ayniqsa yoshlar va faol mehnat qiluvchi aholi qatlamida ko'proq uchraydi. Stress holatida gipotalamo-gipofizar-o'rta buyrak usti o'qi faollashib, kortizol gormoni sekretsiyani oshiruvchi yoki cheklovchi ta'sir ko'rsatishi mumkin. Bu orqali markaziy nerv tizimi va ovqat hazm qilish tizimi o'rtasida mavjud bo'lgan murakkab neyrofiziologik bog'liqlik yaqqol namoyon bo'ladi.

Bundan tashqari, zamonaviy farmatsevtik preparatlarning oshqozon sekretsiyasiga ta'siri ham muhim ahamiyatga ega. Ayrim dorilar, ayniqsa NSAIDlar (nesterod gormonli yallig'lanishga qarshi vositalar), steroidlar va antidepresantlar oshqozon shilliq qavatini shikastlab, sekretsiyaning buzilishiga olib keladi.

Shuningdek, uzun muddatli antibiotik terapiyasi ham me'da mikroflorasining o'zgarishiga sabab bo'lib, sekretsion muvozanatga salbiy ta'sir ko'rsatadi. Shu sababli oshqozon shirasining sekretsiyasini o'rganish faqat fiziologik jarayon sifatida emas, balki iatrogenik, ya'ni dori vositalaridan kelib chiqadigan ta'sirlarni o'rganishda ham asosiy rol o'ynaydi.

Mazkur monografiyaning maqsadi – oshqozon sekretsiyasi bilan bog'liq fiziologik jarayonlarni chuqur ilmiy asosda yoritish, bu jarayonlarda ishtirok etuvchi hujayralar, mediatorlar va regulyator mexanizmlarni tahlil qilish, shuningdek, sekretsiya buzilishining etiologiyasi, patogenezi, klinik ko'rinishlari va zamonaviy davolash yondashuvlarini tahlil qilishdan iboratdir. Monografiyada ayni yo'nalishda olib borilgan eng so'nggi ilmiy tadqiqotlar, eksperimental natijalar, klinik kuzatuvlar va farmakologik yondashuvlarga asoslangan tahlillar o'z aksini topadi. Bu orqali oshqozon sekretsiyasi mexanizmlari va uning buzilishlariga chuqur va tizimli yondashuv shakllantiriladi.

Ushbu ilmiy ish uchta asosiy bobdan

tashkil topgan bo‘lib, birinchi bobda oshqozonning normal sekretsiyasi, ushbu jarayonda ishtirok etuvchi hujayralar (parietal, asosiy, mukozal), fermentlar, gormonlar va ularning o‘zaro ta’siri yoritiladi. Ikkinchi bobda esa ushbu jarayonlarda yuzaga keladigan patologik holatlar – gipersekresiya va giposekresiya holatlari, ularning klinik ko‘rinishlari, sababchi omillar (stress, dori vositalari, infeksiyalar, irsiyat) va patofiziologik asoslari tahlil qilinadi. Uchinchisi esa diagnostika va davolash yondashuvlariga bag‘ishlanib, zamonaviy laborator va instrumental metodlar, davolovchi vositalar (proton nasosi inhibitörlari, H2-blokerlar, prokinetiklar), shuningdek, parhez va profilaktika masalalari yoritiladi.

Monografiyaning ahamiyati shundaki, u nafaqat tibbiyot mutaxassislari, gastroenterologlar va terapevtlar uchun, balki biologiya, fiziologiya va farmakologiya yo‘nalishida ilmiy izlanish olib borayotgan tadqiqotchilar, aspirantlar va talabalarga ham nazariy va amaliy jihatdan foydali bo‘lishi mumkin. Unda jamlangan ma’lumotlar va ilmiy tahlillar orqali o‘quvchi oshqozon sekretsiyasining mohiyatini, organizmdagi o‘rni va uning buzilishi oqibatlarini to‘liq tushunib olishi mumkin. Shuningdek, ushbu mavzuni yanada chuqur o‘rganish uchun yangi ilmiy savollar va tadqiqot yo‘nalishlari yuzaga kelishi ehtimoldan holi emas.

Xulosa qilib aytganda, oshqozon sekretsiyasi – bu oson va bir tekis kechadigan jarayon emas. U doimiy ravishda tashqi va ichki omillar ta’sirida o‘zgarib turadi. Organizmdagi har qanday disbalans, hatto eng kichik nevrogen yoki gormonal siljish ham ushbu nozik mexanizmga salbiy ta’sir ko‘rsatishi mumkin. Shu sababli, bu monografiyada nafaqat sekretsiyaning tabiiy holati, balki uning murakkab regulyator tarmoqlari, buzilish sabablari va ularni tuzatish strategiyalari chuqur yoritiladi. Bu esa ilmiy jamoatchilik uchun ham, amaliy tibbiyot uchun ham dolzarb va foydali bo‘ladi.

I BOB. Oshqozon sekretsiyasi: me'yoriy fiziologik asoslar

1.1. Oshqozonning tuzilishi va funksional zonalari

Oshqozon — ovqat hazm qilish tizimining eng muhim organlaridan biri bo'lib, u o'rta qismda joylashgan bo'lib, ovqatni vaqtincha saqlash, mexanik parchalash, kimyoviy hazm qilish jarayonlarini boshlash va oziq moddalarning so'rilishi uchun sharoit yaratishda muhim rol o'ynaydi. Oshqozonning anatomik tuzilishi va uning funksional zonalari uning sekretsion faoliyati bilan bevosita bog'liqdir. Shu sababli oshqozonning strukturaviy xususiyatlarini chuqur o'rganish sekretsiya mexanizmlarini tushunishda zarurdir.

Oshqozon uzunligi taxminan 25-30 sm, hajmi esa individual xususiyatlarga qarab o'zgaradi, odatda 1-1,5 litrga yetadi. Uning shakli va o'lchami kishining yoshi, jinsi, ovqatlanish odatlari va umumiy sog'lig'iga bog'liq holda farqlanadi. Oshqozon, asosan, yuqori qismdan o'pka va diafragma ostida joylashgan bo'lib, pastga qarab kichik ichakning boshlanishiga tutashadi. Anatomik jihatdan oshqozon uch qismga bo'linadi: kardan (qabul qilish qismi), korpus (tanasi), va pilorus (chopiq qismi).

Kardan, oshqozonning yuqori qismi bo'lib, oziq-ovqatning esofagdan o'sha yo'lakka kirishini ta'minlaydi. Bu qismda qisman nerv tolalari va mushak to'qimalari mavjud bo'lib, u ovqatni qabul qilib, oshqozonning boshqa qismlariga o'tkazishga yordam beradi. Kardan hududida esofageal sfinkter joylashgan bo'lib, u orqa tomonga ovqatning qaytib chiqishini oldini oladi. Bu mexanik himoya mexanizmi oshqozon kislotasining qizilo'ngachga zarar yetkazishini kamaytiradi.

Korpus — oshqozonning eng katta qismi bo'lib, u o'zida sekretsiya va mexanik ishlov berish funksiyalarini amalga oshiradi. Bu zona keng miqdorda bezlar bilan qoplangan bo'lib, ularning tarkibida xlorid kislota, pepsinogen, mukus va boshqa fermentlar ishlab chiqariladi. Korpus bezlarining tarkibida parietal hujayralar, asosiy hujayralar va mukozal epiteliya mavjud bo‘lib, ular oshqozon sekretsiyasining asosi hisoblanadi. Parietal hujayralar xlorid kislotasi va intrinsic factor ishlab chiqaradi, asosiy hujayralar pepsinogen sekretsiya qiladi, mukozal hujayralar esa oshqozon shilliq qavatini himoya qiluvchi shilliq (mukus) ajratadi.

Pilorus — oshqozonning pastki, siqilgan qismi bo‘lib, u o‘n ikki barmoqli ichakka o‘tish joyida joylashgan. Bu zona asosan bezlari kamroq bo‘lib, lekin gastrin gormoni ishlab chiqaruvchi G-hujayralari mavjud. Pilorik sfinkter esa oshqozon va ichak o‘rtasida ozuqaning oqimini nazorat qiladi. Ushbu zona hazm jarayonida oshqozon shirasining tarkibi va chiqarilishining modulyatsiyasida katta ahamiyatga ega.

Oshqozon devori to‘rtta asosiy qatlamdan tashkil topgan: ichki qavat — shilliq qavat (tunica mucosa), submukozali qatlam, mushakli qatlam (tunica muscularis), va tashqi seroz qatlam (tunica serosa). Shilliq qavatda ko‘plab bezlar joylashgan bo‘lib, ular sekretsiyaning barcha komponentlarini ishlab chiqarishda faol ishtirok etadi. Submukozali qatlam qon tomirlari va nerv tolalaridan iborat bo‘lib, oziq-ovqat moddalarining so‘rilishi va bez faoliyatining regulyatsiyasida rol o‘ynaydi.

Mushak qatlamida uch turdagi mushak tolalari mavjud: ichki (spiral), o‘rta (uzunasiga), va tashqi (kesuvchi). Bu mushaklar kontraktsiyasi natijasida oshqozon ichidagi ovqat aralashtiriladi, uni kichik bo‘laklarga bo‘lib, ichakka o‘tishi uchun tayyorlanadi. Mushak qatlamining faoliyati sekretsion jarayon bilan uyg‘un ishlaydi, chunki mexanik va kimyoviy hazm birgalikda samarali ovqat hazm qilishni ta’minlaydi.

Shilliq qavatning asosiy qismi bez hujayralaridan iborat bo‘lib, ular o‘zaro farqlanib, turli moddalar ishlab chiqaradi. Bu bezlarning faoliyati oshqozon sekretsiyasining asosini tashkil qiladi. Parietal hujayralar xlorid kislotasini ishlab chiqaradi, bu esa oziq-ovqatdagi oqsillarni denaturatsiya qiladi, pepsinogenni faollashtiradi va mikroorganizmlarga qarshi ta’sir ko‘rsatadi. Pepsinogen esa asosiy hujayralar tomonidan ishlab chiqarilib, kislotali muhitda pepsinga aylanadi va oqsillarni parchalashda ishtirok etadi.

Mukus ishlab chiqaruvchi hujayralar esa oshqozon devorini himoya qiladi, xususan, xlorid kislota va boshqa agressiv moddalar ta’siridan.

Bu himoya mexanizmi oshqozon devorining shikastlanishining oldini olishda muhimdir. Agar bu muvozanat buzilsa, oshqozon yaralari yoki boshqa patologiyalar paydo bo‘lishi mumkin.

Yuqoridagi strukturaviy xususiyatlar oshqozon sekretsiyasining fiziologik me’yori va uning organik holati haqida asosiy tushunchalarni beradi. Shu bois, har bir zona va qatlamning o‘ziga xos roli va o‘zaro bog‘liqligi mavjud. Bu murakkab tizim organizmning umumiy salomatligi va ovqat hazm qilish samaradorligini ta’minlaydi.

Oshqozonning tuzilishi va funksional zonalarining tahlilida uning ichki yuzasining maxsus moslashuvlari alohida ahamiyat kasb etadi. Shilliq qavatdagi silindrik epiteliya hujayralarining maxsus tuzilishi, mikrovilluslarning mavjudligi, bezlarning joylashuvi va har bir zonasining o‘ziga xos vazifalari oshqozonning samarali sekretsion faoliyatini ta’minlaydi.

Oshqozonning shilliq qavati maxsus takomillashtirilgan bo‘lib, u oziq-ovqat bilan aloqa qiluvchi yuzani qoplaydi va uni kimyoviy va mexanik shikastlanishlardan himoya qiladi. Shilliq qavatdagi bezlar murakkab tuzilishga ega: ular faqat bezlar emas, balki turli xil hujayralarning birikmasidan tashkil topgan funktsional tizimdir. Bu hujayralar orasida parietal (oksintik), asosiy (chief), mukus, endokrin va boshqa maxsus hujayralar mavjud.

Parietal hujayralar xlorid kislotasini ishlab chiqarish bilan birga, oshqozon ichida vitamin B12 ni singdirishda muhim bo'lgan intrinsic factor gormonini ham ishlab chiqaradi. Xlorid kislotasi (HCl) oshqozon shirasining asosiy tarkibiy qismi bo'lib, uning pH darajasi taxminan 1,5–2,0 gacha pasayadi. Bu kislotali muhit patogen mikroorganizmlarni yo'q qiladi, oziq-ovqatdagi oqsillarni denaturatsiya qiladi va pepsinogenning pepsinga aylanishini faollashtiradi. Parietal hujayralarning faoliyati neyrogormonal regulyatsiya orqali qat'iy nazorat qilinadi, bu esa oshqozon sekretsiyasining o'zgaruvchan ehtiyojlarga moslashishini ta'minlaydi.

Asosiy hujayralar pepsinogen fermentini ishlab chiqaradi. Pepsinogen kislotali muhitda faollashib, pepsin fermentiga aylanadi va bu ferment oqsillarni peptid bo'laklarga parchalashda ishtirok etadi. Oshqozon sekretsiyasining o'ziga xosligi shundaki, u faqat oziq-ovqatni kimyoviy parchalashni boshlash bilan cheklanmay, shuningdek, tananing umumiy metabolizmini ham ta'sir qiladi. Masalan, oshqozon shirasida lipaz fermentlari ham mavjud bo'lib, ular yog'lar hazmida muhim rol o'ynaydi, garchi asosiy yog'larning hazmi ichakda bo'lsa-da.

Mukus ishlab chiqaruvchi hujayralar shilliq qavatni kislotali muhit va mexanik ta'sirlardan himoya qiladi. Mukus tarkibida bikarbonat ionlari ham mavjud bo'lib, ular oshqozon yuzasida neytral pH muhitini saqlab turadi. Bu himoya mexanizmi oshqozon devorining shilliq va muskular qatlamlari orasidagi o'zaro bog'lanish orqali amalga oshiriladi. Mukusning yetishmasligi yoki uning kimyoviy tarkibining o'zgarishi oshqozon shilliq qavatining shikastlanishiga, ya'ni gastroduodenal yaralar rivojlanishiga olib keladi.

Oshqozonning endokrin komponentlari ham sekretsion jarayonni boshqarishda muhim ahamiyatga ega. Pilorus qismida joylashgan G-hujayralar gastrin gormonini ishlab chiqaradi.

Gastrin oshqozon parietal hujayralarining kislotali sekretsiyasini rag'batlantiradi va oshqozon mushaklarining kontraktsiyasini kuchaytiradi. Bundan tashqari, gastrin o'n ikki barmoqli ichakning harakatini ham stimulyatsiya qiladi. Shu tarzda, oshqozon va kichik ichak o'rtasidagi integratsiyalashgan funktsional aloqa hosil bo'ladi. Shuningdek, oshqozonda somatostatin ishlab chiqaruvchi D-hujayralar mavjud bo'lib, ular sekretsiya jarayonini inhibe qiladi. Somatostatin gastrin va boshqa gormonlar ishlab chiqarilishini kamaytiradi, bu esa oshqozon kislotasining me'yordan oshib ketishini oldini oladi. Ushbu nazorat mexanizmi homeostazni ta'minlaydi va oshqozon shilliq qavatining salomatligini saqlaydi.

Oshqozonning mushak qatlamlari funktsional jihatdan ham muhim bo'lib, ular peristaltik harakatlarni amalga oshiradi, oziq-ovqatni aralashtiradi va ichakka o'tkazadi. Mushak qatlamining uch qatlami (uzunasiga, aylana va diagonal) ovqatni qattiq va suyuq qismlarga bo'lib, ularni aralashtiradi. Mushaklarning koordinatsiyalashgan ishlashi sekretsiya jarayonining faollashishiga mos keladi, chunki oshqozon ichidagi kimyoviy muhit o‘zgarishi seziladi va javob sifatida mushaklarning harakati moslashadi.

Oshqozon shilliq qavati va uning bezlari o‘rtasidagi neyron va gormonal bog‘lanishlar murakkab tizimni hosil qiladi. Parasimpatik nerv tolalari, ayniqsa, vagus nervi oshqozon sekretsiyasini rag‘batlantiruvchi ta’sirga ega. Bu nerv tolalari oshqozon bezlari faoliyatini bevosita boshqarib, oziq-ovqat qabul qilinganda sekretsiya jarayonini faollashtiradi. Simpatik nerv tolalari esa sekretsiyani kamaytiruvchi ta’sir ko‘rsatadi. Shu bilan birga, oshqozon shilliq qavatida joylashgan ichki nerv tizimi ham (Meissner va Auerbach pleksuslari) lokal regulyatsiyaga xizmat qiladi.

Fiziologik sharoitlarda oshqozon sekretsiyasi uch bosqichda amalga oshadi: koshish (cephalic), oshqozon va ichak bosqichlari. Har bir bosqichda turli stimulyator va inhibitor mexanizmlar faol bo‘ladi. Masalan, koshish bosqichida faqat ovqatni ko‘rish, hidlash yoki fikrlash orqali vagus nervi orqali sekretsiya faollashadi. Oshqozon bosqichida oziq-ovqat oshqozonga kirishi natijasida bezlar faol ishlaydi, ichak bosqichida esa o‘n ikki barmoqli ichakdan keladigan signallar orqali sekretsiya modulyatsiya qilinadi.

Xulosa qiladigan bo'lsak, oshqozonning anatomik tuzilishi va funksional zonalari uning sekretsion faoliyatini samarali tashkil etishga xizmat qiladi. Bu murakkab tizim oziq-ovqatni qabul qilishdan boshlab, uni kimyoviy va mexanik ravishda parchalash, hazm qilish fermentlarini ishlab chiqarish va keyinchalik oziq moddalarning hazm qilingan qismiga tayyorlash jarayonlarini o'z ichiga oladi. Oshqozonning har bir qismi va uning bezlari o'ziga xos sekretsion xususiyatlarga ega bo'lib, bu tizimning muvozanati organizmning umumiy sog'lig'i uchun juda muhimdir.

1.2. Oshqozon bezlari va ularning sekretsion hujayralari

Oshqozon bezlari va ularning sekretsion hujayralari oshqozonning asosiy vazifalaridan biri bo'lgan sekretsiyani ta'minlovchi muhim anatomik va funksional birlik hisoblanadi. Ushbu bezlar turli xil moddalarning ishlab chiqarilishiga mas'ul bo'lib, ular oshqozon ichidagi kimyoviy muhitni shakllantirish, ovqatni hazm qilish va oshqozon devorini himoya qilish kabi jarayonlarni boshqaradi.

Oshqozon bezlari bir necha turga bo'linadi, ular asosan oshqozonning turli hududlarida joylashgan bo'lib, o'ziga xos tuzilish va sekretsion xususiyatlarga ega. Eng ko'p o'rganilgan va asosiy funktsional ahamiyatga ega bezlar kardan, korpus va pilorus hududlarida joylashgan bo'lib, ular o'zaro farqli hujayra turlaridan iborat. Har bir bez turli turdagi sekretsion hujayralar bilan to'ldirilgan va har bir hujayra turi o'zining maxsus moddalarini ishlab chiqaradi.

Parietal (oksintik) hujayralar oshqozonning korpus va kardan hududlarida joylashgan bo'lib, ular xlorid kislotasi (HCl) va intrinsic factor ishlab chiqarish vazifasini bajaradi. Xlorid kislotasi oshqozon ichidagi pH darajasini keskin pasaytiradi, bu esa pepsinogenning pepsinga aylanishini rag'batlantiradi va oziq-ovqatdagi mikroorganizmlarni yo'q qilishda muhim ahamiyatga ega. Intrinsic factor esa vitamin B12 ning so'rilishida asosiy rol o'ynaydi, bu vitamin esa qondagi gemoglobin sintezi va asab tizimi faoliyati uchun zarur hisoblanadi. Parietal hujayralarining sekretsiyasi asosan gastrin, asetilxolin va histamin ta'sirida tartibga solinadi.

Asosiy (chief) hujayralar esa pepsinogen fermentini ishlab chiqaradi. Pepsinogen — bu inaktiv prekursordir, u faqat oshqozonning kislotali muhitida faollashib, pepsin fermentiga aylanadi. Pepsin oqsillarni parchalash uchun zarur bo'lgan asosiy fermentlardan biridir. Bundan tashqari, asosiy hujayralar lipaz fermentini ham ishlab chiqaradi, bu esa yog'larning birinchi kimyoviy parchalanishida qatnashadi. Ushbu fermentlarning yetarli darajada ishlab chiqarilishi hazm jarayonining samaradorligini ta'minlaydi.

Mukus ishlab chiqaruvchi hujayralar oshqozonning barcha bezlarida, ayniqsa kardan va pilorus hududlarida ko‘p uchraydi. Ular shilliq qavati yuzasida joylashib, oshqozon ichki devorini himoya qiluvchi mukus va bikarbonat ionlarini ajratadi. Mukus oshqozonning kislotali muhitidan himoya qiladi, shuningdek, oshqozon ichidagi mexanik shikastlanishlarning oldini oladi. Mukusning sifati va miqdori oshqozon sog‘lig‘i uchun juda muhim, chunki uning yetishmasligi oshqozon shilliq qavatining shikastlanishiga olib keladi.

Endokrin hujayralar oshqozon bezlarida kamroq bo‘lsa-da, ular sekretsion jarayonlarni regulyatsiya qilishda katta rol o‘ynaydi. Masalan, pilorus qismida joylashgan G-hujayralar gastrin gormonini ishlab chiqaradi, bu gormon parietal hujayralarning kislotali sekretsiyasini stimulyatsiya qiladi va oshqozon mushaklarining harakatini kuchaytiradi. Shuningdek, D-hujayralar somatostatin ishlab chiqaradi, bu gormon esa gastrin va boshqa oshqozon gormonlarining sekretsiyasini inhibe qiladi, oshqozon shirasining me’yordan oshmasligini ta’minlaydi.

Oshqozon bezlarining hujayralari faqat

sekretsiya bilan cheklanmay, ularning o‘zaro ta’siri va muvozanati ham oshqozonning normal faoliyatini ta’minlaydi. Masalan, parietal va asosiy hujayralarning faoliyati ovqat qabul qilinishiga mos ravishda faollashadi, mukus ishlab chiqaruvchi hujayralar esa shilliq qavati himoyasini kuchaytiradi. Bunday muvozanat buzilganda, oshqozon kasalliklari, xususan, gastrit, oshqozon yarasi, yoki oshqozon sekretsiyasining patologiyasi rivojlanishi mumkin.

Nerv tizimi ham oshqozon bezlarining faoliyatini boshqarishda ishtirok etadi. Vagus nervi orqali keladigan parasimpatik impulslar parietal hujayralarning HCl ishlab chiqarishini faollashtiradi, shu bilan birga mukus bezlarining sekretsiyasini ham rag‘batlantiradi. Bu ta’sirlar oziq-ovqat qabul qilinganda oshqozon tayyor holatga o‘tishini ta’minlaydi. Simpatik nerv tolalari esa aksincha, bezlarning sekretsiyasini kamaytiradi va mushak tonusini o‘zgartiradi.

Oshqozon bezlari va ularning hujayralarining mikroskopik tuzilishi ham ularning funksiyasini yanada aniqlashtirishga yordam beradi. Masalan, parietal hujayralar o‘ziga xos katta miqdorda mitoxondriyaga ega bo‘lib, bu hujayralarning energiya talabini qondirishda muhimdir. Shuningdek, ularning sitoplazmasida ko‘p miqdorda kanal tizimlari mavjud bo‘lib, bu xlorid ionlarini oshqozon bo‘shlig‘iga chiqarishda ishtirok etadi.

Asosiy hujayralar esa ko‘plab ribosomalarga ega bo‘lib, ferment sintezini ta’minlaydi. Mukus ishlab chiqaruvchi hujayralar esa shilliqni ishlab chiqaruvchi maxsus qoplamalar bilan qoplangan bo‘lib, ularning yuzasi shilliq moddalarga boy. Endokrin hujayralar kichik va kam sonli bo‘lsa-da, ularning gormonlari sekretsion jarayonlarning kompleks boshqaruvida ajralmas ahamiyatga ega.

Oshqozon bezlarining faoliyatini baholashda ularning histologik holati, sekretsiya tarkibi va sekretsiyaning regulyatsiyasi alohida e’tibor talab qiladi. Patologik holatlarda, masalan, oshqozon shilliq qavatining yallig‘lanishi yoki onkologik kasalliklarda bez hujayralarining tuzilishi va faoliyati tubdan o‘zgarishi mumkin. Shu bois, bezlar faoliyatining molekulyar va hujayra darajasidagi o‘rganilishi zamonaviy gastroenterologiya uchun muhim tadqiqot yo'nalishlaridan biridir.

Oshqozon bezlari va ularning sekretsion hujayralari faqat ichki sekretsiya va mexanik himoya funksiyalarini bajarib qolmay, balki organizmning umumiy fiziologik holatiga ham sezilarli ta'sir ko'rsatadi. Ushbu bezlarning faoliyati murakkab gormonal, nerv hamda parakrin mexanizmlar orqali boshqariladi, bu esa oshqozonning adaptiv moslashuvchanligini ta'minlaydi. Shu sababli, bez hujayralarining faoliyatining har bir jihati chuqur o'rganishga muhtoj.

Oshqozon bezlarining yana bir muhim turi — pilorus bezlari. Ushbu bezlar asosan mukus va gormonlar ishlab chiqaradi. Pilorus hududidagi mukus bezlari oshqozon va o'n ikki barmoqli ichak o'rtasidagi himoya rolini bajaradi. Mukusning tarkibidagi bikarbonat ionlari o'n ikki barmoqli ichakka kiruvchi oshqozon shirasining kislotali ta'sirini neytrallashtiradi. Bu mexanizm oshqozon ostidagi sohada shilliq qavatning zararlanishining oldini oladi va o'n ikki barmoqli ichakni yaralanishdan saqlaydi.

Pilorus bezlarining endokrin komponenti,

xususan, G-hujayralar, gastrin gormonini ishlab chiqaradi. Gastrin oshqozonning boshqa bezlaridagi parietal hujayralarning faoliyatini kuchaytiradi, shuningdek oshqozon mushaklarining harakatini rag'batlantiradi. Gastrinning oshqozon shirasidagi miqdori oshganda, oshqozon kislotasining ishlab chiqarilishi ham ortadi, bu esa ovqat hazm qilish jarayonining samaradorligini oshiradi. Ammo gastrin sekretsiyasining me'yordan ortiq bo'lishi oshqozon shilliq qavatining shikastlanishiga olib kelishi mumkin, bu esa patologik holatlarni, jumladan oshqozon yarasini yuzaga keltiradi.

Shuningdek, oshqozon bezlarining endokrin tizimida somatostatin ishlab chiqaruvchi D-hujayralar alohida ahamiyatga ega. Somatostatin gormonining asosiy vazifasi gastrin va boshqa gormonlarning sekretsiyasini inhibe qilishdir. Bu gormon orqali oshqozon sekretsiyasining ortiqcha faolligi oldi olinadi va shilliq qavatning himoyasi ta'minlanadi. Somatostatinning ta'siri oshqozon va o'n ikki barmoqli ichakdagi gormonlar muvozanatini saqlashda muhim ahamiyatga ega.

Oshqozon bezlarining sekretsion

faoliyatining murakkabligi ularning nerv tizimi bilan chambarchas bog'liqligidan ham namoyon bo'ladi. Parasimpatik nerv tolalari, xususan vagus nervi, oshqozon bezlarining sekretsiyasini faollashtiradi. Bu nervlar oshqozon devorida joylashgan ichki nerv plexuslari orqali bez hujayralariga bevosita ta'sir ko'rsatadi. Nerv impulslari oshqozon ichida kislotali va fermentlar sekretsiyasining boshlanishini signal qiladi, bu esa ovqat hazm qilishning birinchi bosqichini boshlaydi.

Simpatik nerv tolalari esa aksincha, oshqozon bezlarining faoliyatini kamaytiradi. Bu ta'sir stress yoki og'ir jismoniy holatlarda oshqozon sekretsiyasining kamayishi orqali organizmning boshqa tizimlariga energiya yo'naltirilishini ta'minlaydi. Shuning uchun, oshqozon bezlarining faoliyati asosan muvozanatli neyroendokrin mexanizmlar yordamida boshqariladi.

Molekulyar darajada oshqozon bezlarining sekretsion faoliyati maxsus ion kanallari, ATP-azalar, fermentlar va transport tizimlari orqali amalga oshiriladi. Parietal hujayralarda joylashgan proton nasoslari (H+/K+ ATP-aza) xlorid kislotasining sintezida muhim rol o'ynaydi. Ushbu nasoslar protonlarni oshqozon bo'shlig'iga chiqarib, muhitni kislotali qiladi. Shuningdek, parietal hujayralardagi xlorid kanallari xlorid ionlarini chiqaradi, bu esa HCl ning sinteziga xizmat qiladi.

Fermentlarning sintezi va sekretsiyasi asosiy hujayralarda ribosomalar va endoplazmatik retikulum tomonidan boshqariladi. Pepsinogen kabi ferment prekursorlari bezlarda ishlab chiqarilib, faqat oshqozon kislotasi ta'sirida faol fermentlarga aylanadi. Bu mexanizm fermentlarning bezning o'zida faollashib, shikastlanishining oldini oladi.

Mukus hujayralarining faoliyati esa mukus va bikarbonat ionlarini ishlab chiqarish orqali oshqozon shilliq qavatini himoya qilishga qaratilgan. Mukusning kimyoviy tarkibi va fizik xossalari uning himoya rolini ta'minlaydi, shuningdek, u shilliq yuzasida qalin qoplama hosil qilib, oshqozon kislotasining shilliqqa ta'sirini kamaytiradi.

Endokrin hujayralar tomonidan ishlab chiqariladigan gormonlar esa qondagi konsentratsiyasiga qarab oshqozon bezlarining boshqa hujayralar faoliyatini modulyatsiya qiladi. Gastrin, somatostatin va boshqa gormonlar oshqozon sekretsiyasining muvozanatini saqlashga xizmat qiladi, bu esa ovqat hazm qilish jarayonining samaradorligini oshiradi va oshqozon shilliq qavatining salomatligini ta'minlaydi.

Zamonaviy tadqiqotlar oshqozon bezlarining faolligi va patologiyalarining molekulyar mexanizmlarini o'rganishga katta e'tibor qaratmoqda. Masalan, proton nasoslarining genetik o'zgarishlari yoki ularning faoliyatidagi buzilishlar oshqozon kislotasi sekretsiyasining patologik o'zgarishlariga olib kelishi mumkin. Shuningdek, bez hujayralarining immunologik holati, yallig'lanish jarayonlari va ularning tiklanishi bo'yicha izlanishlar kasalliklarni davolashda yangi yondashuvlarni ishlab chiqishda yordam bermoqda.

Oshqozon bezlari va ularning sekretsion hujayralarining faoliyatini o'rganish gastroenterologiya va fiziologiya sohasida asosiy o'rin tutadi. Bu bilimlar oshqozon kasalliklarini oldini olish, diagnostika qilish va davolashda muhim ahamiyatga ega. Shu bilan birga, bu sohadagi yangiliklar oziq-ovqat sanoati, farmatsevtika va tibbiyot texnologiyalarining rivojlanishiga ham ta'sir ko'rsatmoqda.

Xulosa qilib aytganda, oshqozon bezlari murakkab va ko'p qirralik organ tizimi hisoblanadi. Ularning har bir hujayra turi o'ziga xos sekretsion mahsulot ishlab chiqarib, oshqozonning umumiy vazifalarini bajarishda integratsiyalashgan tarzda ishlaydi. Nerv va gormonal ta'sirlar bezlar faoliyatini boshqaradi, bu esa organizmning oziq-ovqatga bo'lgan ehtiyojlariga moslashuvchan javob qaytarishga imkon beradi. Shu tarzda oshqozon bezlari organizmning hazm qilish tizimida markaziy rol o'ynaydi va uning sog'lig'i uchun muhim omil hisoblanadi.

1.3. Oshqozon shirasining tarkibi va uni boshqaruvchi neuro-gumoral mexanizmlar

Oshqozon shirasining tarkibi juda murakkab bo'lib, u bir nechta muhim komponentlardan tashkil topgan. Ushbu shira oziq-ovqatni hazm qilishda asosiy rolni o'ynaydi, chunki unda kislotalar, fermentlar, mukus va boshqa moddalarning o'zaro muvozanatli majmui mavjud. Oshqozon shirasining tarkibi va uning hosil bo'lishi jarayoni organizmning oziq-ovqatga bo'lgan ehtiyojiga qarab dinamik tarzda o'zgaradi, bu esa hazm jarayonining samaradorligini ta'minlaydi.

Oshqozon shirasining asosiy komponentlaridan biri bu xlorid kislota (HCl) bo'lib, u parietal hujayralar tomonidan ishlab chiqariladi. Xlorid kislota oshqozon ichidagi pH darajasini taxminan 1-2 gacha tushiradi, bu esa pepsinogenning pepsinga aylanishi uchun zarur shart-sharoitni yaratadi. Bundan tashqari, HCl oziq-ovqatdagi mikroorganizmlarni yo'q qiladi, shilliq qavatni himoya qiladi va oshqozon fermentlarining faolligini ta'minlaydi. Xlorid kislotaning ishlab chiqarilishi ko'plab mexanizmlar, xususan neuro-gumoral ta'sirlar orqali boshqariladi, bu jarayon organizmning holatiga moslashuvchan javob beradi.

Oshqozon shirasining yana bir muhim qismi — pepsinogen fermenti. U asosiy hujayralar tomonidan ishlab chiqarilib, o'n ikki barmoqli ichakka tushganda yoki oshqozon ichidagi kislotali muhit ta'sirida pepsinga aylanadi. Pepsin oqsillarni parchalashda ishtirok etadi va hazm jarayonining boshlanishida muhim ahamiyatga ega. Bundan tashqari, oshqozon shirasida lipaza fermenti ham mavjud bo'lib, u yog'larni kimyoviy parchalanishining dastlabki bosqichlarini amalga oshiradi. Lipaza miqdori kamroq bo'lsa-da, uning ta'siri yog'larning keyingi hazm jarayonlari uchun tayyorlanishida ahamiyatlidir.

Mukus, oshqozon shirasining himoya komponenti sifatida, bezlarning mukus hujayralari tomonidan ishlab chiqariladi. Mukus qalin, yopishqoq va bikarbonat ionlariga boy bo'lib, u oshqozon shilliq qavatini xlorid kislota va mexanik shikastlanishdan himoya qiladi. Mukusning bu xususiyati oshqozonning normal faoliyatini saqlashda juda muhimdir. Mukusning miqdori va sifatidagi o‘zgarishlar yallig‘lanish va yara kasalliklarining rivojlanishiga olib kelishi mumkin.

Oshqozon shirasida shuningdek, natriy, kaliy, kalsiy, xlorid ionlari kabi elektrolitlar ham mavjud. Bu ionlar oshqozon shirasining kimyoviy muvozanatini saqlashda muhim rol o‘ynaydi. Masalan, bikarbonat ionlari mukus bilan birga kislotali muhitni neytrallashtirishda ishtirok etadi, natriy va kaliy ionlari esa hujayra ichidagi va tashqarisidagi ion muvozanatini ta’minlaydi.

Oshqozon shirasining tarkibidagi gormonlar va boshqa bioaktiv moddalar ham uning funksiyasini boshqarishda muhim ahamiyatga ega. Gastrin gormoni oshqozon shirasining kislotali qismini ko‘paytiradi va oshqozon mushaklarining harakatini rag‘batlantiradi. Somatostatin esa sekretsiyaning ortiqcha bo‘lishini oldini oladi. Bu gormonlarning muvozanati oshqozonning sog‘lom faoliyatini ta’minlaydi va yallig‘lanish jarayonlarini nazorat qiladi.

Oshqozon shirasining sekretsiyasi uch bosqichda amalga oshadi: koksinogen, gastrik va intestinal bosqichlar. Koksinogen bosqich ovqatning og'ziga kirishi bilan boshlanib, oshqozon shirasining kichik miqdorda chiqarilishiga olib keladi. Gastrik bosqich ovqat oshqozonga kirganda maksimal sekretsiyani boshlaydi, bu bosqichda oshqozon devorining ta'siri va gormonlar rol o'ynaydi. Intestinal bosqich esa ovqat o'n ikki barmoqli ichakka kirganda, oshqozon shirasining sekretsiyasi asta-sekin pasayadi, bu organizmning yangi bosqichga o'tishini ta'minlaydi.

Oshqozon shirasining sekretsiyasini boshqaruvchi neuro-gumoral mexanizmlar juda murakkab va ko'p qatlamli. Nerv tizimi tomonidan boshqarilishi, ayniqsa parasimpatik nervlar orqali amalga oshiriladi. Vagus nervi oshqozon bezlariga signal yuborib, sekretsiyani faollashtiradi. Ushbu nervlarning ta'siri oshqozon devoridagi ichki nerv plexuslari orqali kuchaytiriladi. Bu mexanizm ovqat qabul qilinishiga tayyorlovchi reflekslar yordamida ishlaydi va oshqozon shirasining sekretsiyasini tezda oshirish imkonini beradi.

Bundan tashqari, oshqozon shirasining sekretsiyasi gormonlar yordamida ham tartibga solinadi. Gastrin gormoni G-hujayralar tomonidan ishlab chiqarilib, parietal hujayralarning kislotali sekretsiyasini oshiradi. Gastrinning ishlab chiqarilishi ovqat hazm qilish jarayoni boshlanganda kuchayadi, bu esa ovqatning samarali hazm boʻlishini ta'minlaydi. Somatostatin gormoni esa teskari ta'sir koʻrsatib, gastrin va boshqa gormonlarning sekretsiyasini kamaytiradi, shilliq qavatni himoya qiladi va oshqozon kislotasining ortiqcha ishlab chiqarilishini oldini oladi.

Neuro-gumoral mexanizmlarning yana bir muhim tarkibiy qismi bu parakrin tizim hisoblanadi. Parakrin ta'sirda hujayralar oʻz atrofidagi boshqa hujayralarga bevosita kimyoviy moddalar yordamida signal yuboradi. Masalan, oshqozon bezlarida histamin ishlab chiqaradigan ECL-hujayralar mavjud boʻlib, ular parietal hujayralarni stimulyatsiya qiladi. Histaminning ta'siri oshqozon kislotasining sekretsiyasini sezilarli darajada oshiradi va boshqa regulyatorlarning ta'sirini kuchaytiradi.

Oshqozon shirasining sekretsiyasi murakkab muvozanat asosida boshqariladi, bunda nerv, gormon va parakrin mexanizmlar birgalikda ishlaydi. Bu integratsiyalashgan tizim organizmning turli holatlariga, masalan ovqatlanish va stress holatlariga mos ravishda oshqozon shirasining miqdori va tarkibini o'zgartiradi. Shu tarzda, oshqozon shirasining sekretsion faoliyati organizmning umumiy homeostazini ta'minlashda muhim o'rin tutadi.

Oshqozon shirasining sekretsiyasi va uning tarkibini boshqaruvchi neuro-gumoral mexanizmlar juda murakkab va ko'p qatlamli tizim hisoblanadi. Ushbu tizim organizmning turli fiziologik holatiga moslashib, oshqozon shirasining optimal miqdor va tarkibini ta'minlaydi, bu esa ovqat hazm qilish jarayonining samaradorligini oshiradi.

Vagus nervining oshqozon sekretsiyasini boshqarishdagi roli markaziy ahamiyatga ega. Ovqatning og'iz orqali qabul qilinishi va ta'mi, hidi orqali oshqozon shirasining ishlab chiqarilishi boshlanadi. Bu jarayon shartli reflekslar orqali yuz beradi va parasimpatik nerv impulslari vagus nervi orqali oshqozon bezlariga uzatiladi. Natijada, parietal hujayralar kislotali muhit yaratish uchun xlorid kislotasini ishlab chiqarishni boshlaydi. Vagus nervining faolligi oshqozon bezlari faoliyatining tezkor va samarali javobini ta'minlaydi.

Shuningdek, oshqozon shirasining sekretsiyasi uchun nerv tizimi bilan bir qatorda gormonal boshqaruv tizimi ham muhim rol o'ynaydi. Gastrin gormoni G-hujayralar tomonidan chiqariladi va parietal hujayralarga ta'sir qilib, xlorid kislotasining ishlab chiqarilishini oshiradi. Gastrinning sekretsiyasi ovqat hazm bo'lish jarayonida oshadi va bu gormonning miqdori oshqozon kislotasining maksimal ishlab chiqarilishiga olib keladi. Gastrinning yana bir vazifasi — oshqozon mushaklarining harakatini kuchaytirish, bu esa ovqatning aralashuvi va harakatlanishini ta'minlaydi.

Somatostatin gormoni esa bu tizimda salbiy regulyator vazifasini bajaradi. D-hujayralar tomonidan ishlab chiqariladigan somatostatin gastrin va boshqa gormonlarning sekretsiyasini pasaytiradi, shu bilan oshqozon shirasining ortiqcha ishlab chiqarilishini oldini oladi. Somatostatinning ta'siri oshqozon shilliq qavatining salomatligini saqlashga xizmat qiladi, chunki ortiqcha kislotali shira o'z-o'zidan shikastlanishlarga olib kelishi mumkin.

Oshqozon shirasining boshqarilishini ta'minlovchi yana bir muhim mexanizm — parakrin tizimdir. Bu tizimda hujayralar o'zaro yaqin masofada bo'lib, kimyoviy signal orqali bir-biriga ta'sir ko'rsatadi. Masalan, ECL-hujayralar (enterokromafin-like) histamin gormonini ishlab chiqaradi, u esa parietal hujayralarni stimulyatsiya qiladi. Histamin xlorid kislotasining ishlab chiqarilishini sezilarli darajada oshiradi va gormonlarning boshqa ta'sirlarini kuchaytiradi. Parakrin mexanizmlar shuningdek yallig'lanish jarayonlarida, shilliq qavatni tiklashda va immun javoblarda ham muhim rol o'ynaydi.

Oshqozon shirasining sekretsiyasi nerv, gormon va parakrin mexanizmlar orqali boshqarilishi ovqat hazm qilishning turli bosqichlarida aniq moslashuvchanlikni ta'minlaydi. Masalan, oshqozon bo'sh bo'lganda shira ishlab chiqarilishi minimal bo'lib, ovqat qabul qilinganda sezilarli darajada ko'payadi. Bu mexanizm ovqatdan samarali foydalanishni ta'minlash uchun muhimdir. Shuningdek, stress yoki jismoniy faollik holatlarida simpatik nerv tizimi orqali sekretsiya kamayadi, bu esa organizmning boshqa tizimlariga energiya yo'naltirish imkonini beradi.

Yangi tadqiqotlar oshqozon shirasining boshqarilishi jarayonidagi molekulyar mexanizmlarni ochib beradi. Masalan, proton nasoslari faoliyatining genetik darajada boshqarilishi va ularning inhibisyoni oshqozon kislotasining ishlab chiqarilishini nazorat qilishda muhimdir. Zamonaviy dori vositalari, masalan proton nasosi inhibitorlari, aynan shu mexanizmlarni maqsad qilib, oshqozon kislotasining ortiqcha ishlab chiqarilishini kamaytiradi va oshqozon yarasi, gastroezofageal reflyuks kasalliklarini davolashda qo'llaniladi.

Oshqozon shirasining boshqaruv tizimi shuningdek organizmdagi boshqa tizimlar bilan o'zaro ta'sirda bo'lib, bu holat umumiy homeostazni saqlashda muhim o'rin tutadi. Gormonlar va nerv signallari orqali oshqozon faoliyati nafaqat ovqat hazm qilishga, balki modda almashinuvi va immun javoblarga ham bog'liq. Bu tizimning muvozanati buzilganda oshqozonning turli kasalliklari, masalan gastrit, oshqozon yarasi yoki dispepsiya rivojlanishi mumkin.

Shuningdek, oshqozon shirasining sekretsiyasi va boshqarilishini o‘rganishda yangi texnologiyalar va metodologiyalar qo‘llanilmoqda. Molekulyar biologiya, genetika va neyrofiziologiya usullari orqali ushbu jarayonlarning batafsil mexanizmlari aniqlanmoqda. Bu ilmiy yutuqlar kelajakda oshqozon kasalliklarini oldini olish va davolashda yangi strategiyalarni ishlab chiqishga imkon beradi.

Xulosa qilib aytganda, oshqozon shirasining tarkibi uning hazm qilishdagi asosiy vazifalarini bajarishda juda muhimdir. Shu bilan birga, uni boshqaruvchi neuro-gumoral mexanizmlar murakkab va yuqori darajada integratsiyalashgan tizim bo‘lib, u organizmning turli holatlariga tez moslashish imkonini beradi. Ushbu mexanizmlarning samarali ishlashi oshqozon sog‘lig‘i va umumiy hazm qilish jarayonining samaradorligi uchun muhim omildir.

II BOB. Oshqozon sekretsiyasining buzilish mexanizmlari

2.1. Gipersekresiya: sabablari, mexanizmlari va klinik ahamiyati

Oshqozon sekretsiyasining gipersekresiyasi — bu oshqozon shirasining normal me'yordan ortiq ishlab chiqarilishi holati bo'lib, u turli sabablarga ko'ra yuzaga keladi va oshqozon-ichak tizimining funksional buzilishlariga olib keladi. Gipersekresiya klinik jihatdan oshqozon kislotasining ortiqcha ishlab chiqarilishi natijasida oshqozon devorining shikastlanishiga, yallig'lanish jarayonlarining rivojlanishiga va natijada oshqozon yarasi, dispepsiya kabi kasalliklarning paydo bo'lishiga sabab bo'ladi.

Gipersekresiyaning sabablari ko'p qirrali bo'lib, ular orasida eng ko'p uchraydiganlari funksional buzilishlar, endokrin kasalliklar va oshqozon shilliq qavatining yallig'lanishidir.

Masalan, gastrin ishlab chiqaruvchi o'simtalarning mavjudligi, ya'ni zollinger-ellison sindromi, oshqozon kislotasining patologik ko'payishiga olib keladi. Bu sindromda oshqozon bezlari gastrinning ortiqcha ishlab chiqarilishi tufayli haddan tashqari faollashadi va shira ko'p miqdorda ajraladi.

Gipersekresiyaning yana bir sababi stress holatlaridir. Stress ta'sirida simpatik nerv tizimi faollashadi, bu esa oshqozon bezlarining ishlashini o'zgartiradi. Biroq, uzoq davom etgan stress holatlari ko'proq parasimpatik tizimning muvozanatini buzib, oshqozon shirasining ko'payishiga olib keladi. Shuningdek, stress gormoni kortizolning ko'payishi oshqozon shirasining kimyoviy tarkibiga ta'sir ko'rsatadi va shilliq qavatni himoya qilish mexanizmlarini zaiflashtiradi.

Parazitlar yoki bakterial infeksiyalar ham gipersekresiyaga sabab bo'lishi mumkin. Helicobacter pylori bakteriyasi, ayniqsa, oshqozon shilliq qavatida yallig'lanish jarayonini keltirib chiqaradi va oshqozon kislotasining ko'payishiga olib keladi. Ushbu bakteriyaning ta'siri ostida shilliq qavat o'zining himoya funktsiyalarini yo'qotadi va natijada oshqozon yarasi rivojlanadi.

Gipersekresiya mexanizmlari orasida oshqozon bezlarining ko'paygan faoliyati, gormonlar darajasining o'zgarishi va nerv tizimining beqarorligi mavjud. Gastrin gormonining ortiqcha ishlab chiqarilishi parietal hujayralarni stimulyatsiya qiladi va xlorid kislota sekretsiyasini kuchaytiradi. Bundan tashqari, histaminning ko'payishi ham oshqozon kislotasini oshiradi, chunki u parietal hujayralardagi H2 retseptorlariga ta'sir qiladi.

Yana bir muhim mexanizm bu oshqozon shilliq qavatining himoya mexanizmlarining zaiflashishidir. Normal sharoitda mukus qatlami va bikarbonat ionlari kislotali muhitni neytrallashtirib, shilliq qavatni himoya qiladi. Ammo gipersekresiya holatlarida bu himoya tizimlari buzilib, kislotaning shilliq qavatga ta'siri kuchayadi, natijada yallig'lanish va yaralar paydo bo'ladi.

Gipersekresiyaning klinik ko'rinishlari turlicha bo'lishi mumkin. Odatda bemorlarda oshqozon sohasida og'riq, dispeptik noqulayliklar, oshqozon yonishi va oshqozon-ichak traktining boshqa buzilishlari kuzatiladi. Ba'zan esa gipersekresiya o'zini yashirishi mumkin, ammo vaqt o'tishi bilan oshqozon devorining shikastlanishi rivojlanib, surunkali oshqozon yarasi va qon ketishiga olib keladi.

Diagnostika jarayonida oshqozon kislotasining miqdorini o'lchash, gastrin darajasini aniqlash va endoskopik tekshiruvlar muhim ahamiyatga ega. Bu usullar yordamida gipersekresiyaning sabablarini aniqlash va shunga mos davolash choralarini belgilash mumkin. Misol uchun, zollinger-ellison sindromida o'simta jarrohlik yo'li bilan olib tashlanishi mumkin yoki proton nasosi inhibitörlari yordamida kislotali muhitni kamaytirish mumkin.

Davolashda asosiy maqsad oshqozon kislotasining miqdorini normal darajaga keltirish va shilliq qavatni tiklashdir. Bu uchun farmakologik preparatlar, xususan, proton nasosi inhibitorlari, H2 blokatorlari, antatsidlar keng qo'llaniladi. Shuningdek, stressni kamaytirish, parazit va bakterial infeksiyalarni bartaraf etish ham davolashning muhim qismidir.

Gipersekresiyaning oldini olishda ovqatlanish tartibi va turmush tarzining o‘rni katta. Oziq-ovqatning ortiqcha qabul qilinishi, achchiq va nordon taomlar, spirtli ichimliklar, tamaki mahsulotlari oshqozon kislotasining ko‘payishiga sabab bo‘lishi mumkin. Shu sababli, sog‘lom turmush tarzini yuritish gipersekresiya va uning asoratlarini kamaytirishda muhim omildir.

Shuningdek, gipersekresiyaning ba’zi holatlari, masalan, zollinger-ellison sindromi, o‘z-o‘zidan rivojlanadigan surunkali kasallik bo‘lib, uni davolash uchun kompleks yondashuv talab etiladi. Ushbu kasallikda oshqozon kislotasining ortiqcha ishlab chiqarilishi bilan birga, o‘simtalar boshqa organlarga ham tarqalishi mumkin, bu esa bemorning umumiy holatiga salbiy ta’sir qiladi.

Oshqozon sekretsiyasining gipersekresiyasi — bu oshqozon shirasining me’yordan ortiq ishlab chiqarilishi bo‘lib, u bir qator fiziologik va patologik sabablarga bog‘liq. Gipersekresiya oshqozon-ichak tizimining yallig‘lanishi, yaralar paydo bo‘lishi va boshqa klinik kasalliklarning rivojlanishiga olib keladi. Uning sabablari va mexanizmlarini aniqlash hamda samarali davolash oshqozon sog‘lig‘ini saqlashda muhim ahamiyatga ega.

Gipersekresiyaning klinik ahamiyati va uning sog‘liqka ta’siri juda keng doiraga ega. Oshqozon kislotasining ortiqcha ishlab chiqarilishi ko‘plab oshqozon-ichak kasalliklarini keltirib chiqaradi, jumladan surunkali gastrit, oshqozon va o‘n ikki barmoqli yaralar, dispepsiya va gastroezofageal reflyuks kasalligi. Ushbu kasalliklar nafaqat bemorning hayot sifatini pasaytiradi, balki og‘ir asoratlarga, jumladan qon ketish, perforatsiya va hatto oshqozon saratoni rivojlanishiga olib kelishi mumkin.

Gipersekresiya natijasida oshqozon devorining himoya qatlami zaiflashadi. Bu esa kislotaning o‘zini shilliq qavatga ta’sir qilishiga imkon beradi, natijada yallig‘lanish jarayoni boshlanadi. Surunkali yallig‘lanish oshqozon devorining o‘zgarishiga, shilliq qatlamning yupqalashishiga va oxir-oqibat yara hosil bo‘lishiga olib keladi. Bu jarayonlar ko‘pincha uzoq davom etib, bemorlar uchun doimiy diskomfort va og‘riq manbai bo‘lib qoladi.

Bundan tashqari, oshqozon kislotasining ortiqcha ishlab chiqarilishi oziq-ovqatning to‘liq hazm bo‘lishiga ham salbiy ta’sir qiladi. Kislota muhitining o‘zgarishi oshqozon va o‘n ikki barmoqli ichakdagi fermentlarning faolligini o‘zgartiradi, bu esa hazm qilish jarayonining buzilishiga olib keladi. Natijada, bemorda dispeptik simptomlar, masalan, ko‘ngil aynishi, qorin shishishi, qayt qilish va ko‘ngilsizliklar yuzaga keladi.

Gipersekresiyaning eng xavfli asoratlaridan biri oshqozon-ichak qon ketishidir. Oshqozon yarasining yirtilishi yoki perforatsiyasi natijasida qon oqimi boshlanishi mumkin, bu esa tezkor tibbiy yordamni talab qiladi. Qon ketishining davomiyligi va miqdori bemorning hayotiga jiddiy xavf soladi, shu bois bunday holatlarda shoshilinch choralar ko‘rilishi zarur.

Zollinger-Ellison sindromi gipersekresiyaning eng murakkab va og‘ir shakllaridan biridir. Bu sindromda oshqozon shirasining ko‘payishi o‘z-o‘zidan paydo bo‘lmay, pankreas yoki oshqozon osti bezidagi gastrin ishlab chiqaruvchi o‘simtalar natijasida yuzaga keladi. Ushbu o‘simtalar oshqozon sekretsiyasini nazorat qiluvchi mexanizmlarni buzadi va natijada patologik gipersekresiya yuzaga keladi. Bu kasallikda oshqozon kislotasining miqdori juda yuqori bo‘lib, ko‘plab yaralar va boshqa og‘ir buzilishlar yuzaga keladi.

Gipersekresiya sabablarini aniqlashda zamonaviy diagnostika usullari katta yordam beradi. Endoskopiya yordamida oshqozon shilliq qavatining holati, yiringlash va yaralar aniqlanadi. Laborator tahlillar, xususan, gastrin darajasini o‘lchash gipersekresiya sabablarini aniqlashda muhim ahamiyatga ega. Bundan tashqari, pH-metrik tekshiruvlar yordamida oshqozon kislotasining darajasi baholanadi, bu esa davolash strategiyasini belgilashda qo‘llaniladi.

Davolash usullari ko‘p qirrali bo‘lib, bemorning holati va kasallikning sababi asosida tanlanadi. Farmakologik terapiya asosiy o‘rin tutadi. Proton nasosi inhibitorlari (PPI) va H2 blokatorlari oshqozon kislotasining ishlab chiqarilishini samarali ravishda kamaytiradi. Ularning qo‘llanilishi oshqozon shilliq qavatini tiklash va yallig‘lanishni kamaytirishga yordam beradi. Antatsidlar esa qisqa muddatli og‘riqni kamaytirishda qo‘llaniladi. Shuningdek, infeksion sabablar, xususan Helicobacter pylori bilan bog‘liq gipersekresiya bo‘lsa, antibiotiklar kursi tavsiya etiladi. Bu bakteriyaning yo‘q qilinishi oshqozon shilliq qavatining tiklanishini tezlashtiradi va kasallikning qaytalanishini kamaytiradi.

Jarrohlik aralashuvi gipersekresiya bilan bog‘liq ayrim holatlarda, masalan, zollinger-ellison sindromida o‘simtalarni olib tashlash uchun zarur bo‘lishi mumkin. Jarrohlik yordamida o‘simta manbasini bartaraf etish gipersekresiyaning kamayishiga olib keladi va bemorning sog‘lig‘ini yaxshilaydi.

Hayot tarzini o‘zgartirish ham gipersekresiyani boshqarishda muhim ahamiyatga ega. Oziq-ovqat ratsionidan achchiq, nordon, yog‘li taomlar va spirtli ichimliklarni chiqarib tashlash, stressni kamaytirish, muntazam jismoniy faollikni ta’minlash oshqozon sekretsiyasining me’yorda bo‘lishiga yordam beradi.

Gipersekresiyaning oldini olishda profilaktik choralar ko‘rilishi ham zarur. Bu oziq-ovqat gigienasiga rioya qilish, stressga qarshi kurashish va oshqozon sog‘lig‘ini muntazam nazorat qilishni o‘z ichiga oladi. Ayniqsa, yuqori xavf guruhiga kiruvchi shaxslar, masalan, oshqozon kasalliklariga moyil odamlar, bunday choralarni doimiy amalga oshirishlari kerak.

Zamonaviy tadqiqotlar gipersekresiyaning molekulyar asoslarini o'rganishda davom etmoqda. Bu esa yangi dori vositalarini yaratish va mavjud terapiyalarni takomillashtirishga imkon beradi. Ayniqsa, gormonlar va retseptorlar darajasida boshqaruv mexanizmlarini aniqlash kasalliklarni yanada samarali davolashda yangi yondashuvlarni yaratadi. Shu bilan birga, gipersekresiya nafaqat oshqozon kasalliklariga, balki butun hazm qilish tizimining funksional holatiga ta'sir qiluvchi holat ekanligi tan olinmoqda. Ushbu holatni o'z vaqtida aniqlash va boshqarish bemorlarning umumiy sog'lig'ini saqlashda muhim rol o'ynaydi.

Xulosa qilib aytganda, oshqozon sekretsiyasining gipersekresiyasi murakkab patologik holat bo'lib, u turli sabablarga bog'liq. Uning mexanizmlari ko'p qirrali bo'lib, asosan gormonal va nerv tizimining buzilishiga asoslanadi. Gipersekresiyaning klinik ahamiyati katta bo'lib, u bir qator oshqozon-ichak kasalliklarining asosiy omili hisoblanadi. Shu bois, uning aniqlanishi, sabablari va mexanizmlari to‘g‘ri o‘rganilishi va samarali davolash choralarining qo‘llanilishi kasalliklarni oldini olish va sog‘likni saqlashda muhim hisoblanadi.

2.2. Giposekresiya va ahlorhidriya: etiologiyasi va oqibatlari

Giposekresiya va ahlorhidriya oshqozon sekretsiyasining kamayishi yoki butunlay to'xtab qolishi bilan bog'liq bo'lgan patologik holatlardir. Ushbu holatlar ovqat hazm qilish tizimining normal ishlashiga salbiy ta'sir ko'rsatib, turli xil sog'liq muammolariga olib kelishi mumkin. Giposekresiya oshqozon kislotasining ishlab chiqarilishining pasayishi, ahlorhidriya esa uning to'liq yo'qolishi bilan tavsiflanadi.

Giposekresiyaning asosiy sabablari orasida oshqozon shilliq qavatining yallig'lanishi, asab tizimi buzilishlari, ba'zi dori vositalarining ta'siri va ovqatlanish odatlaridagi o'zgarishlar mavjud. Oshqozon shilliq qavatining yallig'lanishi, masalan, gastrit, oshqozon kislotasining ishlab chiqarilishini kamaytirishi mumkin. Bunda shilliq qavatining hujayralari zararlanishi natijasida kislota ishlab chiqaruvchi hujayralarning faoliyati pasayadi.

Asab tizimi buzilishlari ham

giposekresiyaga olib kelishi mumkin. Parasempatik asab tizimining faoliyatining pasayishi oshqozon kislotasining ishlab chiqarilishini kamaytiradi. Bu holat, masalan, stress yoki depressiya kabi holatlarda yuzaga kelishi mumkin. Ba'zi dori vositalari, xususan, proton nasosining inhibitörlari (PPI) va H2-gistamin retseptor blokatorlari, oshqozon kislotasining ishlab chiqarilishini kamaytiradi. Ushbu dorilar uzoq muddat davomida qabul qilinsa, giposekresiyaga olib kelishi mumkin.

Ovqatlanish odatlaridagi o'zgarishlar ham giposekresiyaga sabab bo'lishi mumkin. Masalan, proteinlar va yog'larning kam iste'moli oshqozon kislotasining ishlab chiqarilishini kamaytiradi. Bundan tashqari, kechki ovqatni yotishdan oldin iste'mol qilish ham oshqozon kislotasining ishlab chiqarilishini kamaytirishi mumkin.

Ahlorhidriya esa oshqozon kislotasining to'liq yo'qolishi bilan tavsiflanadi. Uning asosiy sabablari orasida oshqozon shilliq qavatining atrofiya (atrofik gastrit), B12 vitamini yetishmovchiligi, autoimmun kasalliklar va ba'zi infeksiyalar mavjud. Atrofik gastritda oshqozon shilliq qavati yallig'lanib, uning hujayralari nobud bo‘ladi, bu esa kislota ishlab chiqaruvchi hujayralarning yo‘qolishiga olib keladi.

B12 vitamini yetishmovchiligi ham ahlorhidriyaning rivojlanishiga sabab bo‘lishi mumkin. B12 vitamini yetishmovchiligi natijasida me’da shilliq qavatining hujayralari zararlanishi va kislota ishlab chiqaruvchi hujayralarning faoliyati pasayishi mumkin.

Autoimmun kasalliklar, masalan, autoimmun gastrit, oshqozon shilliq qavatining hujayralariga qarshi antikorlarning ishlab chiqarilishiga olib keladi. Bu esa kislota ishlab chiqaruvchi hujayralarning yo‘qolishiga va ahlorhidriyaning rivojlanishiga sabab bo‘ladi.

Ba’zi infeksiyalar, xususan, Helicobacter pylori infektsiyasi, oshqozon shilliq qavatining yallig‘lanishiga olib kelishi mumkin. Yallig‘lanish jarayoni davomida kislota ishlab chiqaruvchi hujayralar zararlanishi va ahlorhidriyaning rivojlanishiga olib keladi.

Giposekresiya va ahlorhidriyaning oqibatlari ovqat hazm qilish tizimining normal ishlashiga salbiy ta’sir ko‘rsatadi. Giposekresiya natijasida oshqozon kislotasining ishlab chiqarilishi kamayadi, bu esa ovqat hazm qilish jarayonining sekinlashishiga olib keladi. Natijada, oziq-ovqatning to'liq hazm bo'lmasligi, shishish, ko'ngil aynishi va boshqa dispeptik simptomlar paydo bo'ladi.

Ahlorhidriya esa oziq-ovqatning hazm bo'lishini yanada yomonlashtiradi. Kislota muhitining yo'qligi natijasida pepsin fermentining faolligi pasayadi, bu esa oqsillarni to'liq parchalanishiga to'sqinlik qiladi. Bundan tashqari, oshqozon kislotasining yo'qligi bakterial infeksiyalarning oshishiga olib kelishi mumkin, chunki kislota muhitining antibakterial ta'siri yo'qoladi.

Giposekresiya va ahlorhidriyaning uzoq davom etishi vitaminlar va minerallarni so'rilishining kamayishiga olib keladi. Masalan, B12 vitamini, foliy kislotasi, temir va kalsiy kabi moddalar so'rilishining pasayishi anemiya, nevrologik buzilishlar va osteoporoz kabi holatlarga olib kelishi mumkin. Shuningdek, oshqozon kislotasining kamayishi ovqat hazm qilish tizimining boshqa qismlariga ham salbiy ta'sir ko'rsatadi. Masalan, ichaklarda bakterial ko'payishning oshishi, bu esa ichak disbioziga olib kelishi mumkin. Ichak disbiozi esa ichakning normal florasining buzilishi natijasida ovqat hazm qilish jarayonining yomonlashishiga olib keladi.

Giposekresiya va ahlorhidriyaning davolash usullari sababga qarab belgilanadi. Agar giposekresiya yoki ahlorhidriya Helicobacter pylori infektsiyasi bilan bog‘liq bo‘lsa, antibiotiklar bilan davolash tavsiya etiladi. B12 vitamini yetishmovchiligi bo‘lsa, vitamin B12 qo‘shimchalari qabul qilinadi. Autoimmun gastritda kortikosteroidlar va boshqa immunosupressiv dorilar qo‘llaniladi. Giposekresiya va ahlorhidriyaning oldini olishda ovqatlanish odatlariga e’tibor berish muhimdir.

Giposekresiya va ahlorhidriyaning davolash jarayonida bemorning hayot tarzi va ovqatlanish odatlarini o‘zgartirish juda muhim o‘rin tutadi. To‘g‘ri va muvozanatli ovqatlanish oshqozon sekretsiyasining me’yoriy holatini ta’minlashga yordam beradi. Ratsionda oqsillar, vitaminlar va minerallar yetarlicha bo‘lishi, yog‘lar esa sifatli va me’yorida bo‘lishi zarur. Achchiq, nordon, yog‘li taomlar va alkogolni kamaytirish oshqozon shilliq qavatining tiklanish jarayonini tezlashtiradi.

Giposekresiya va ahlorhidriyaning tibbiy nazorati doimiy bo'lishi kerak, chunki ushbu holatlar surunkali va progreslovchi xarakterga ega bo'lishi mumkin. Bemorlar muntazam ravishda gastroenterolog nazoratida bo'lishi, oshqozon shirasining pH darajasi va boshqa diagnostik ko'rsatkichlari monitoring qilinishi lozim. Bu esa kasallikning dastlabki bosqichlarda aniqlanishi va samarali davolash choralarini qo'llash imkonini beradi.

Alohida e'tibor B12 vitamini yetishmovchiligi natijasida yuzaga keladigan anemiyani oldini olishga qaratilishi kerak. B12 vitamini qonni hosil qilish jarayonida muhim rol o'ynaydi, shuning uchun uning yetishmasligi qon quyqalarining kamayishi va anemiya rivojlanishiga olib keladi. Shuningdek, B12 yetishmovchiligi asab tizimining buzilishiga ham sabab bo'lishi mumkin, bu esa bemorning nevrologik holatiga salbiy ta'sir qiladi.

Giposekresiya va ahlorhidriya natijasida oshqozon shilliq qavatining himoya qatlami zaiflashadi. Bu esa oshqozon va o'n ikki barmoqli ichak yaralarining rivojlanishiga sabab bo'lishi mumkin. Shuning uchun bunday bemorlarni yaralar rivojlanishidan himoya qilish uchun maxsus parvarish va davolash zarur. Shuningdek, oshqozon shirasining kislotasizligi bakterial floraning patologik o'zgarishiga olib keladi. Normalda oshqozon kislotasi oshqozon va yuqori ichak segmentlarida bakteriyalarni nazorat ostida ushlab turadi. Ahlorhidriya holatida esa, bakteriyalar ko'payib, oshqozon va ichaklarda infektsiyalar, yallig'lanishlar yuzaga keladi. Bu esa ichak va oshqozon funksiyasining yomonlashishiga olib keladi.

Bundan tashqari, oshqozon sekretsiyasining pasayishi bilan bog'liq holda oziq-ovqatning parchalangan qismidagi oziq moddalar ichaklarda noto'g'ri singishi natijasida oziq moddalarning yetishmasligi yuzaga keladi. Bu holat oziq moddalarining organizm tomonidan to'liq assimilyatsiyasini kamaytiradi, natijada umumiy zaiflik, teri va sochlarning holatining yomonlashuvi, immun tizimining zaiflashuvi kabi holatlar yuzaga keladi.

Giposekresiya va ahlorhidriya bilan og'rigan bemorlar uchun probiotiklar va prebiotiklar qabul qilish tavsiya etiladi. Ular ichak mikroflorasini normallashtirishga yordam beradi va ovqat hazm qilish tizimining normal faoliyatini tiklashga yordam beradi. Shu bilan birga, oshqozon-ichak traktining yallig‘lanishini kamaytiruvchi va shilliq qavatni himoya qiluvchi dorilar ham qo‘llaniladi.

Klinik amaliyotda giposekresiya va ahlorhidriya holatlarida oshqozon kislotasining o‘rnini bosuvchi preparatlar va shilliq qavatni himoya qiluvchi vositalar, masalan, misoprostol va sukralfat kabi dorilar ishlatiladi. Bu dorilar shilliq qatlamni mustahkamlab, yallig‘lanish jarayonini kamaytiradi va oshqozon sekretsiyasini tartibga solishda yordam beradi. Shuningdek, ayniqsa autoimmun gastrit va boshqa surunkali yallig‘lanish kasalliklarida immunoterapiya usullari tadqiq qilinmoqda. Bu usullar orqali organizmning o‘z hujayralariga qarshi immun reaksiyasi pasaytirilishi maqsad qilingan, natijada shilliq qavatining tiklanishi va sekretsion faoliyatining normallashuvi ta’minlanadi.

Giposekresiya va ahlorhidriya bilan bog‘liq patologiyalarni oldini olishda profilaktik choralar ham katta ahamiyatga ega. Ular orasida sog‘lom turmush tarzi, stressni kamaytirish, ovqatlanish madaniyatini yaxshilash va oshqozonni yallig‘lantiruvchi omillardan saqlanish kiradi. Shuningdek, oshqozon-ichak kasalliklari uchun yuqori xavf guruhiga kiruvchi shaxslar muntazam tibbiy ko‘rikdan o‘tib turishi tavsiya etiladi.

So‘nggi yillarda giposekresiya va ahlorhidriyaning molekulyar va genetik asoslarini o‘rganishga qaratilgan tadqiqotlar rivojlanmoqda. Bu tadqiqotlar ushbu kasalliklarning aniqlanishini tezlashtirish va individual davolash usullarini ishlab chiqishga imkon yaratadi. Ayniqsa, biomarkerlar yordamida kasallikning dastlabki bosqichlarini aniqlash va davolash samaradorligini oshirish mumkin.

Xulosa qilib aytganda, giposekresiya va ahlorhidriya oshqozon sekretsiyasining patologik kamayishi yoki yo‘qolishi bo‘lib, ularning etiologiyasi ko‘p qirrali va murakkabdir. Ushbu holatlar oshqozon-ichak tizimining normal faoliyatiga sezilarli ta’sir ko‘rsatadi va bemorning umumiy sog‘lig‘iga salbiy ta’sir qilishi mumkin. Shu sababli, bu patologiyalarni o‘z vaqtida aniqlash, sabablarini to‘g‘ri baholash va kompleks davolash choralarini qo‘llash muhimdir.

2.3. Sekretsiya buzilishlariga olib keluvchi omillar: stress, dori vositalari, infeksiyalar

Oshqozon sekretsiyasining buzilishiga turli omillar ta'sir ko'rsatadi, ulardan eng muhimlari stress, dori vositalari va infeksiyalar hisoblanadi. Ushbu omillar oshqozon shilliq qavatining funksiyalarini o'zgartirib, sekretsion faoliyatining patologik holatlarini yuzaga keltiradi. Sekretsiya buzilishlari oshqozon kislotasining normadan ortiq yoki kamaygan miqdorda ishlab chiqarilishi bilan tavsiflanadi va natijada oshqozon-ichak tizimining umumiy funksiyasiga salbiy ta'sir ko'rsatadi.

Stress — bu organizmning ichki va tashqi muhitdagi salbiy omillarga moslashish jarayonidagi psixofiziologik holatdir. Stress organizmning turli tizimlariga, shu jumladan oshqozon sekretsiyasiga ham ta'sir ko'rsatadi. Stress sharoitida asab tizimining simpatik bo'limi faollashadi va parasimpatik tizimning faoliyati pasayadi, bu esa oshqozon shirasining ishlab chiqarilishida muvozanatni buzadi.

Qisqa muddatli stress organizmni himoya qilish mexanizmlarini faollashtiradi va natijada oshqozon kislotasi sekretsiyasi oshishi mumkin. Bunday holatlarda oshqozon shilliq qavatida yallig'lanish jarayoni kuchayib, oshqozon yaralari paydo bo'lish xavfi ortadi. Biroq, uzoq muddatli yoki surunkali stress holatida aksincha, sekretsion faoliyat susayib, giposekresiya rivojlanadi. Bu holatda oshqozon kislotasi yetishmasligi tufayli oziq-ovqat hazm bo'lishi buziladi, shuningdek, oshqozon shilliq qavati himoyasining zaiflashuvi natijasida infeksiyalarga moyillik ortadi.

Stress organizmda gormonal o'zgarishlarga ham olib keladi. Masalan, kortizol gormoni darajasining oshishi oshqozon shilliq qavatining himoya mexanizmlarini zaiflashtiradi va kislota ishlab chiqarishni tartibga soluvchi mexanizmlarga salbiy ta'sir qiladi. Shuningdek, stress sharoitida gastrin va histamin gormonlarining miqdori o'zgaradi, bu esa oshqozon sekretsiyasining disbalansiga sabab bo'ladi.

Dori vositalari ham oshqozon sekretsiyasining buzilishiga olib keluvchi muhim omillardir. Ba'zi dorilar oshqozon kislotasining ishlab chiqarilishini oshiradi, boshqalari esa kamaytiradi yoki umuman to‘xtatadi. Masalan, non-steroid yallig‘lanishga qarshi dorilar (NSAYD) oshqozon shilliq qavatiga zarar yetkazib, yallig‘lanish va yaralarning rivojlanishiga sabab bo‘ladi. Bu dorilar prostaglandinlarning sintezini bloklaydi, natijada shilliq qavatning himoya funktsiyasi zaiflashadi va kislota ta’sirida shilliq qavat oson zarar ko‘radi.

Antibiotiklar va boshqa keng spektrli dori vositalari ichak va oshqozon mikroflorasiga salbiy ta’sir ko‘rsatadi. Mikroflora o‘zgarishi natijasida oshqozon-ichak muhitida yallig‘lanish jarayonlari boshlanishi mumkin, bu esa sekretsion faoliyatning buzilishiga olib keladi. Ba’zi dorilar oshqozon shirasining hosil bo‘lishini to‘liq to‘xtatishi mumkin, bu holat uzoq davom etsa, ahlorhidriya va oshqozon funksiyalarining buzilishiga olib keladi.

Ba’zi dorilar, masalan, proton nasos inhibitorlari (PPI) va H2-gistamin retseptor antagonistlari, oshqozon kislotasining ishlab chiqarilishini sun’iy tarzda kamaytirish uchun qo‘llaniladi. Ularning uzoq muddatli qo‘llanilishi oshqozon sekretsiyasining normativ faolligini buzishi mumkin. Bu dori vositalari yordamida oshqozon kislotasi kamaytirilsa-da, ular shilliq qavatni himoya qiluvchi mexanizmlarni susaytirishi va shu sababli boshqa patologiyalarni keltirib chiqarishi ehtimoli mavjud.

Infeksiyalar oshqozon sekretsiyasining buzilishiga sabab bo'luvchi yana bir omildir. Helicobacter pylori bakteriyasi oshqozon shilliq qavatini yuqtirib, surunkali yallig'lanish – gastrit rivojlanishiga olib keladi. Ushbu bakteriya o'zining maxsus enzimlari orqali shilliq qavatning himoya mexanizmlarini zaiflashtiradi va kislota ishlab chiqaruvchi hujayralarga zarar yetkazadi. Natijada oshqozon kislotasi sekretsiyasi me'yordan ortiq yoki kamaygan bo'lishi mumkin, bu esa oshqozon yaralari, dispepsiya va boshqa oshqozon kasalliklarining rivojlanishiga olib keladi.

Infektsion jarayonlar, xususan viral va bakterial infektsiyalar, oshqozon-ichak traktining yallig'lanish jarayonlarini keltirib chiqaradi va shu tariqa oshqozon sekretsiyasining buzilishiga sabab bo'ladi. Masalan, rotavirus va boshqa enteroviruslar bolalarda oshqozon-ichak traktining yallig‘lanishini kuchaytiradi va sekretsion faoliyatning vaqtinchalik buzilishiga olib keladi.

Shuningdek, immun tizimining buzilishi natijasida yuzaga keladigan infektsiyalar ham oshqozon sekretsiyasining pasayishiga olib kelishi mumkin. Organizmning himoya kuchlarining zaiflashuvi natijasida oshqozon shilliq qavati infektsiyalarga moyil bo‘ladi va sekretsion faoliyat susayadi. Yuqorida keltirilgan omillardan tashqari, atrof-muhit omillari ham oshqozon sekretsiyasining buzilishiga ta’sir ko‘rsatishi mumkin. Masalan, noto‘g‘ri ovqatlanish, kam harakatlilik, alkogol va chekish kabi zararli odatlar oshqozon shilliq qavatining sog‘lom funktsiyalarini buzadi.

Shunday qilib, stress, dori vositalari va infeksiyalar oshqozon sekretsiyasining buzilishida asosiy rol o‘ynaydi. Ushbu omillar oshqozon shilliq qavatining strukturaviy va funksional holatini o‘zgartirib, oshqozon kislotasi ishlab chiqarilishini tartibga soluvchi murakkab mexanizmlarni buzadi. Bu holatlar o‘z navbatida oshqozon-ichak tizimining turli kasalliklariga sabab bo‘lib, bemorning hayot sifatiga sezilarli ta'sir ko'rsatadi.

Stress organizmning oshqozon sekretsiyasiga ta'siri murakkab va ko'p qirralidir. Uzoq davom etuvchi yoki surunkali stress holatida gipotalamus-gipofiz-adrenal (HGA) tizimi faollashadi, bu esa kortizol gormoni darajasining oshishiga olib keladi. Kortizol oshqozon shilliq qavatining himoya mexanizmlarini susaytiradi va yallig'lanish jarayonlarini kuchaytiradi. Shu bilan birga, stress asab tizimining vegetativ bo'limlarida o'zgarishlarga sabab bo'ladi, parasimpatik ta'sir kamayib, simpatik ta'sir kuchayadi. Bu holat oshqozon kislotasi sekretsiyasining disbalansiga olib keladi, natijada oshqozon shilliq qavati shikastlanadi.

Stress shuningdek, oshqozon-ichak tizimida motorika buzilishlariga sabab bo'ladi. Oshqozonning bo'shashishi va ishtahaning pasayishi kuzatiladi. Bu holatlar oziq-ovqatning normal hazm bo'lish jarayonini buzadi va oshqozon sekretsiyasini yanada yomonlashtiradi. Ba'zi tadqiqotlar shuni ko'rsatadiki, stress holatida oshqozon kislotasi ishlab chiqarilishi birinchi bosqichda ortadi, ammo surunkali stress natijasida oshqozon shilliq qavatining himoya qatlami yo'qolib, giposekresiya rivojlanadi.

Dori vositalarining oshqozon sekretsiyasiga ta'siri ko'p jihatdan ularning kimyoviy tarkibi va ta'sir mexanizmlariga bog'liq. Masalan, NSAYD (non-steroid yallig'lanishga qarshi dorilar) preparatlari prostaglandinlarning sintezini inhibe qiladi. Prostaglandinlar esa oshqozon shilliq qavatini kislotalardan himoya qiluvchi muhim vositalardir. Shuning uchun NSAYDlar uzoq muddatli qo'llanilganda oshqozon yaralari va gastrit xavfi ortadi.

Bundan tashqari, ayrim dorilar oshqozon kislotasining ishlab chiqarilishini to'xtatadi yoki kamaytiradi. Proton nasos inhibitorlari (PPI) va H2-gistamin retseptor antagonistlari shu guruhga kiradi. Ular oshqozon kislotasining yuqori darajada ishlab chiqarilishini oldini olib, oshqozon yaralarini davolashda keng qo'llaniladi. Ammo bu preparatlarni uzoq muddatli ishlatish oshqozon shilliq qavatining tabiiy himoya mexanizmlarini susaytirishi mumkin.

Infeksiyalar orasida Helicobacter pylori alohida o'rin tutadi. Bu bakteriya oshqozon shilliq qavatini yuqtirib, surunkali gastrit va oshqozon yaralarining rivojlanishiga olib keladi. H. pylori bakteriyasi o'zining ureaza fermenti yordamida oshqozon shirasidagi kislotalarni neytrallashtiradi va shilliq qavatda yallig'lanish jarayonini boshlaydi. Natijada sekretsion hujayralar faoliyati buziladi, oshqozon kislotasi miqdori me'yordan oshishi yoki kamayishi mumkin.

Bundan tashqari, boshqa virusli va bakterial infektsiyalar ham oshqozon-ichak tizimining yallig'lanishiga sabab bo'lib, sekretsion faoliyatning vaqtinchalik yoki surunkali buzilishiga olib keladi. Misol uchun, rotavirus, norovirus kabi viruslar oshqozon-ichak infektsiyalarida tez-tez uchraydi va oshqozon shilliq qavatining yallig'lanishiga olib keladi.

Infektsiyalar oshqozon shilliq qavatining himoya mexanizmlarini buzadi va shuning natijasida oshqozon kislotasi sekretsiyasi buziladi. Bu holat oshqozon-ichak yaralarining rivojlanishi, dispepsiya, va oshqozon faoliyatining umumiy zaiflashuviga olib keladi. Shuningdek, oshqozon mikroflorasi o'zgaradi, bu esa qo'shimcha yallig'lanish jarayonlarini qo'zg'atadi.

Bundan tashqari, ayrim infeksiyalar immun tizimining buzilishiga olib kelishi mumkin. Immun tizimining zaiflashuvi oshqozon shilliq qavati uchun qo'shimcha xavf hisoblanadi, chunki bu holatda patogen mikroorganizmlar osonlikcha ko'payadi va oshqozon funksiyalarini yanada buzadi.

Sekretsiya buzilishlariga olib keluvchi boshqa omillar qatorida zararli odatlar – chekish va alkogol iste'moli ham katta ahamiyatga ega. Chekish oshqozon shilliq qavatining qon aylanishini yomonlashtiradi, shilliq qavatni himoya qiluvchi moddalarning ishlab chiqarilishini kamaytiradi va oshqozon kislotasi ishlab chiqarilishini kuchaytiradi. Bu esa oshqozon yaralari va yallig'lanish jarayonlarini tezlashtiradi. Alkogol esa oshqozon shilliq qavatining bevosita shikastlanishiga olib keladi, sekretsion hujayralarni zararlaydi va oshqozon kislotasining normal muvozanatini buzadi. Uzoq muddatli alkogol iste'moli oshqozon sekretsiyasining pasayishiga, ya'ni giposekresiyaga olib kelishi mumkin.

Xulosa qilib aytganda, stress, dori vositalari va infeksiyalar oshqozon sekretsiyasining buzilishiga olib keluvchi asosiy omillar hisoblanadi. Ularning har biri o‘ziga xos mexanizmlar orqali oshqozon shilliq qavatining himoya tizimini va sekretsion faoliyatini o‘zgartiradi. Shu sababli, oshqozon kasalliklarining oldini olish va samarali davolashda ushbu omillarni hisobga olish juda muhimdir.

III BOB. Sekretsiya buzilishlarini aniqlash va korreksiya qilish yondashuvlari

3.1. Oshqozon sekretsiyasini baholash usullari: laborator va instrumental diagnostika

Oshqozon sekretsiyasining buzilishlarini aniqlash va to‘g‘ri tashxis qo‘yish samarali davolashning asosiy bosqichlaridan biridir. Buning uchun oshqozon shirasining hosil bo‘lishi va uning tarkibini baholash zarur. Bu esa laborator va instrumental diagnostika usullaridan foydalangan holda amalga oshiriladi. Oshqozon sekretsiyasini baholashda maqsad — oshqozon kislotasi miqdorini aniqlash, uning hosil bo‘lish qobiliyatini baholash, shuningdek, oshqozon shilliq qavatining funktsional holatini tekshirishdir.

Oshqozon sekretsiyasini baholashda dastlab klinik ko‘rik va anamnez yig‘ish muhim ahamiyatga ega. Bemorning simptomlari, kasallik tarixi va umumiy ahvoli oshqozon sekretsiyasining buzilish ehtimolini ko‘rsatishi mumkin. Biroq, aniq tashxis qo'yish uchun laborator va instrumental usullardan foydalanish talab etiladi.

Laborator diagnostika usullari orasida oshqozon shirasining kimyoviy tahlili muhim o'rin tutadi. Oshqozon shirasini yig'ish uchun maxsus nasoslar yoki kateterlar yordamida oshqozon bo'shlig'idan shira olinadi. Ushbu shira tarkibi, kislotaning miqdori va kislotalik darajasi o'lchanadi. Oshqozon shirasining pH darajasi, gidroxlorid kislota (HCl) konsentratsiyasi va pepsin fermentining faolligi tahlil qilinadi. Bu ko'rsatkichlar oshqozon sekretsiyasining me'yorda yoki patologik holatda ekanligini aniqlashda yordam beradi.

Laborator usullarga shuningdek, oshqozon shirasida gastrin va boshqa gormonlar darajasini o'lchash kiradi. Gastrin gormoni oshqozon kislotasining ishlab chiqarilishini boshqaruvchi asosiy mediator hisoblanadi. Uning miqdoridagi o'zgarishlar sekretsion buzilishlarni aniqlashda muhim ahamiyatga ega. Masalan, gastrinomalar (gastrin ishlab chiqaruvchi o'simtalar) mavjudligida oshqozon kislotasi me'yordan yuqori darajada bo'ladi.

Instrumental diagnostika usullaridan biri — endoskopiya. Bu usul orqali oshqozon ichki yuzasi ko‘rinadi, shilliq qavatning yallig‘lanish, eroziya, yara yoki boshqa patologik o‘zgarishlari aniqlanadi. Endoskopiya yordamida shuningdek, oshqozon shirasidan biopsiya olish imkoniyati mavjud, bu esa histologik tekshiruv uchun zarur.

Oshqozon sekretsiyasini baholashda radioizotop metodlari ham qo‘llaniladi. Ushbu usulda maxsus radioaktiv moddalar qabul qilinadi va ularning oshqozon bo‘shlig‘idagi taqsimlanishi o‘rganiladi. Bu metod oshqozon sekretsiyasining funksional holatini baholashda aniq ma’lumot beradi.

Yana bir muhim usul — 24 soatlik pH-monitoring. Bu usulda maxsus sensor oshqozon yoki qizilo‘ngach bo‘shlig‘iga joylashtiriladi va kislotaning pH darajasi doimiy ravishda o‘lchanadi. Bu ma’lumotlar asosida sekretsiyaning kundalik ritmi, kislotaning maksimal darajasi va boshqa ko‘rsatkichlar aniqlanadi.

Oshqozon sekretsiyasini baholashda rentgenologik tekshiruvlar ham yordam beradi.

Barium preparatlari yordamida oshqozon bo'shlig'i rentgenografiyasi o'tkaziladi. Bu usul oshqozon shakli, uning ichki yuzasi va harakatini baholash imkonini beradi, sekretsiya buzilishlari sabab bo'luvchi struktural o'zgarishlarni aniqlashga yordam beradi.

Bundan tashqari, oshqozon motorikasini o'rganish uchun manometriya usuli qo'llaniladi. Manometriya yordamida oshqozon va o'n ikki barmoqli ichakning mushaklar qisqarishlari va bo'shashishini o'lchash mumkin. Bu oshqozon sekretsiyasining boshqarilishidagi asabiy mexanizmlar faoliyatini baholashda muhim hisoblanadi.

Hozirgi kunda oshqozon sekretsiyasini baholashda kompyuter tomografiyasi (KT) va magnit-rezonans tomografiyasi (MRT) kabi ilg'or tasvirlash usullari ham qo'llanilmoqda. Ular oshqozon bezlarining tuzilishini, o'simta yoki yallig'lanish jarayonlarini aniqlashda katta ahamiyatga ega. Shuningdek, oshqozon sekretsiyasini baholashda biokimyoviy markerlar tahlili muhimdir. Masalan, pepsinogenlar, lipazalar, gastrin va boshqa fermentlar darajasi oshqozon shirasining holatini ko'rsatadi. Bu ko'rsatkichlar oshqozon sekretsiyasining buzilish darajasini aniqlashda yordam beradi.

Laborator va instrumental diagnostika usullari birgalikda qo'llanilganda, oshqozon sekretsiyasining holati haqida to'liq va aniq ma'lumot olish mumkin. Bu esa bemorning individual holatiga mos ravishda davolash usulini tanlashda muhim rol o'ynaydi.

Oshqozon sekretsiyasining baholanishi nafaqat kasallikni tashxislash, balki uning rivojlanish bosqichlarini aniqlash va samarali davolash usullarini belgilash uchun ham zarurdir. Birinchi qismda laborator va asosiy instrumental metodlar ko'rib chiqilgan bo'lsa, ikkinchi qismda esa ushbu metodlarning qo'llanilishidagi murakkabliklar, yangi texnologiyalar va kombinatsiyalangan yondashuvlar haqida batafsil to'xtalib o'tish muhimdir.

Laborator diagnostikada oshqozon shirasini yig'ish va tahlil qilish usullarida aniqlik va xavfsizlik asosiy talabdir. Oshqozon shirasini yig'ish uchun endoskopik yo'l bilan maxsus kateterlar qo'yiladi, lekin bu jarayon bemorda noqulayliklar keltirib chiqarishi mumkin. Shu sababli, klinik amaliyotda oshqozon sekretsiyasini baholash uchun kamroq invaziv metodlarga ham e'tibor qaratilmoqda.

Masalan, hozirgi kunda gastrin va boshqa gormonlar darajasini aniqlashda immunoassaylar va molekulyar diagnostika usullari keng qo'llanilmoqda. Ushbu usullar o'ta nozik va tez natija beradi, shuningdek, H. pylori infektsiyasini aniqlash uchun serologik testlar, ureaza testlari va molekulyar metodlar mavjud.

Endoskopiya usulida ham so'nggi yillarda videoendoskopiya va yuqori aniqlikdagi optik tizimlar paydo bo'ldi, bu oshqozon shilliq qavatidagi eng kichik o'zgarishlarni aniqlash imkonini beradi. Shu bilan birga, endoskopiya davomida olingan biopsiyalarni genetik va immunohistokimyoviy tahlil qilish orqali oshqozonning kasalliklari haqida yanada chuqurroq ma'lumot olish mumkin.

24 soatlik pH-monitoring usuli ham rivojlanib, bugungi kunda raqamli sensorlar yordamida o'tkaziladi, bu esa natijalarni real vaqt rejimida ko'rish va tahlil qilish imkonini beradi. Ushbu usul gastroezofageal reflyuks kasalligi

(GERK) va oshqozon sekretsiyasining boshqarilishidagi anomaliyalarni aniqlashda muhim ahamiyatga ega.

Qo‘shimcha tarzda, zamonaviy tasvirlash usullari (KT, MRT) oshqozonning yallig‘lanish jarayonlari, o‘simtalar va boshqa patologiyalarini aniqlashda an’anaviy usullarga nisbatan ko‘proq aniqlik beradi. Shu bilan birga, ushbu usullar oshqozon sekretsiyasi bilan bevosita bog‘liq bo‘lmagan, ammo uning buzilishiga sabab bo‘luvchi struktural o‘zgarishlarni aniqlash imkonini beradi. Shuningdek, oshqozon sekretsiyasini baholashda multifunksional yondashuv muhimdir. Masalan, bir vaqtning o‘zida endoskopiya, pH-monitoring va biopsiya natijalarini birlashtirish orqali yanada aniqroq tashxis qo‘yish mumkin. Bu yondashuv individual davolash rejasini ishlab chiqishda katta yordam beradi.

Bundan tashqari, oshqozon sekretsiyasining neyro-gumoral boshqaruv mexanizmlarini baholashda asab tizimining rolini aniqlovchi testlar ham qo‘llaniladi. Misol uchun, vegetativ nerv tizimi faoliyatini o‘rganish uchun elektrofiziologik usullar, yoki stress va gormon darajalarining o‘zaro bog‘liqligini tahlil qilish uchun endokrinologik testlar qo‘llaniladi. Bemorlarning individual xususiyatlarini inobatga olgan holda, zamonaviy diagnostika usullari klinik amaliyotda kombinatsiyalangan yondashuvlarni talab qiladi. Bu esa oshqozon sekretsiyasidagi buzilishlarni aniq va to‘liq o‘rganish imkonini beradi.

Yuqorida aytib o‘tilgan barcha usullar yordamida oshqozon sekretsiyasining holatini baholash va uning buzilish sabablarini aniqlash, shuningdek, davolashning samaradorligini nazorat qilish mumkin. Bu esa bemorlar salomatligini yaxshilash va kasalliklarning surunkali shaklga o‘tishini oldini olishga xizmat qiladi.

3.2. Farmakologik yondashuvlar: antisekretor dori vositalari va ularning tasnifi

Oshqozon sekretsiyasining buzilishi va u bilan bog‘liq kasalliklarni davolashda farmakologik yondashuvlarning o‘rni juda katta. Xususan, oshqozon kislotasining ortiqcha ishlab chiqarilishi yoki uning patologik ta’sirini kamaytirish uchun antisekretor dori vositalari keng qo‘llaniladi. Bu dorilar oshqozon kislotasining sekretsiyasini pasaytirish orqali oshqozon shilliq qavatini himoya qilish, yallig‘lanish va yara jarayonlarini oldini olishda muhim vazifani bajaradi.

Antisekretor dori vositalarining asosiy vazifasi — oshqozon bezlarining kislotali sekretsiyasini kamaytirishdir. Bu vositalar turli mexanizmlar orqali ta’sir ko‘rsatadi va ularning turlari ham shunga qarab farqlanadi. Farmakologiyada antisekretor vositalar ikki asosiy guruhga bo‘linadi: proton nasos ingibitorlari (PNI) va H2-gistamin retseptor blokatorlari. Bundan tashqari, oshqozon shirasining neyro-gumoral boshqaruviga ta'sir qiluvchi boshqa preparatlar ham mavjud.

Proton nasos ingibitorlari (PNI) — bu guruhdagi dorilar oshqozonning parietal hujayralaridagi proton nasoslarini to'sib, gidroxlorid kislota ishlab chiqarishni sezilarli darajada pasaytiradi. Bu vositalar qattiq va uzoq davom etuvchi ta'sir ko'rsatishi bilan ajralib turadi. Bugungi kunda PNI guruhiga omeprazol, pantoprazol, esomeprazol, lansoprazol va rabeprazol kabi dorilar kiradi. Ular oshqozon kislotasi bilan bog'liq kasalliklarda, xususan, gastroezofageal reflyuks kasalligi, peptik yara kasalligi va H. pylori infektsiyasini davolashda keng qo'llaniladi.

PNI'larning ta'siri oshqozon kislotasining asosiy ishlab chiqaruvchi fermenti — proton nasosining faoliyatini bloklashga qaratilgan bo'lib, bu fermentni bevosita inhibe qiladi. Shu sababli, ushbu dorilar qabul qilingandan so'ng tez va samarali kislotali sekretsiya kamayadi. Bundan tashqari, ularning uzoq muddatli qo'llanilishi oshqozon shilliq qavatining tiklanish jarayonini rag'batlantiradi.

H2-gistamin retseptor blokatorlari esa oshqozon parietal hujayralaridagi H2-gistamin retseptorlariga bog'lanib, gistamin ta'sirini to'sadi. Gistamin — oshqozon kislotasining sekretsiyasini stimulyatsiya qiluvchi asosiy mediatorlardan biridir. H2-blokatorlari qatoriga ranitidin, famotidin, nizatidin va simetidin kabi dorilar kiradi. Bu vositalar PNI'larga nisbatan ta'siri sekinroq va kamroq kuchli bo'lsa-da, ular ham samarali antisekretor ta'sirga ega.

H2-blokatorlar oshqozon kislotasini pasaytirishda an'anaviy dori sifatida ko'p qo'llangan. Ularning klinik samaradorligi o'rganilgan va ko'plab kasalliklarda muvaffaqiyatli qo'llanadi. Shu bilan birga, ularning yon ta'sirlari kam va umuman xavfsiz hisoblanadi. Ammo, hozirgi davrda PNI'larning yuqori samaradorligi sababli, H2-blokatorlar asosan o'rta va yengil holatlarda qo'llanadi yoki PNI'lar bilan kombinatsiyada ishlatiladi.

Bundan tashqari, oshqozon sekretsiyasining neyro-gumoral boshqaruviga ta'sir qiluvchi boshqa dorilar ham mavjud. Masalan, muskarin retseptor antagonisti bo'lgan atropin va boshqa antixolinergik preparatlar oshqozon shirasining sekretsiyasini kamaytiradi. Ular asosan maxsus holatlarda, ayniqsa, oshqozon motilitetini ham tartibga solish zarur bo'lgan vaziyatlarda ishlatiladi. Shu bilan birga, ushbu preparatlar ko'plab yon ta'sirlarga ega bo'lgani sababli, ularning amaliyotdagi o'rni cheklangan.

Antisekretor dorilar bilan birgalikda, oshqozon shilliq qavatini himoya qiluvchi preparatlar ham muhimdir. Bu guruhga suyuq jel, antatsidlar va prostaglandin analoglari kiradi. Masalan, misoprostol prostaglandin E1 analogi sifatida oshqozon shilliq qavatining himoyasini kuchaytiradi va kislotali shikastlanishlarni kamaytiradi. Bunday preparatlar asosan peptik yaralar va gastroezofageal reflyuks kasalligi davolashda qo'llaniladi.

Yangi avlod antisekretor preparatlar qatoriga kislota ishlab chiqarishni boshqaruvchi markaziy tizimga ta'sir qiluvchi dori vositalari ham kiradi. Masalan, gastrin retseptor antagonistlari va boshqa neyro-gumoral modulyatorlar klinik sinovlardan o'tayotgan va kelajakda terapevtik amaliyotda qo'llanilishi mumkin.

Farmakologik yondashuvlarda antisekretor dori vositalarining tanlanishi bemorning kasallik holati, oshqozon sekretsiyasining buzilish darajasi va yon ta'sirlar profiliga qarab belgilanadi. Ko'p hollarda, kompleks davolashda PNI'lar va H2-blokatorlari kombinatsiyasidan foydalaniladi, shuningdek, oshqozon shilliq qavatini himoya qiluvchi preparatlar bilan qo'llab-quvvatlanadi.

Dori vositalarining dozalari va qabul qilish rejimi individual tarzda belgilanadi. Masalan, PNI'lar odatda ovqatdan oldin bir soat ichida qabul qilinadi, bu ularning maksimal samaradorligini ta'minlaydi. H2-blokatorlari esa kuniga ikki marta qabul qilinishi mumkin.

Antisekretor dori vositalari uzoq muddat qo'llanganda, ularning xavfsizlik profilini doimiy nazorat qilish zarur. Ayrim preparatlar uzoq muddatli foydalanishda vitamin B12 ning so'rilishini kamaytirishi, oshqozon mikroflorasining o'zgarishi va boshqa nojo'ya ta'sirlar keltirib chiqarishi mumkin. Shuning uchun, ularni shifokor nazorati ostida qabul qilish muhimdir. Shuningdek, zamonaviy farmakologiyada yangi antisekretor dorilarni yaratish yo'nalishlari davom etmoqda. Bu dorilar nafaqat oshqozon kislotasini kamaytirish, balki oshqozon shilliq qavatini tiklash va yallig'lanish jarayonlarini to'xtatish uchun ham mo'ljallangan. Bunday preparatlar kelajakda oshqozon kasalliklarini samarali va xavfsiz davolash imkoniyatlarini kengaytiradi.

Antisekretor dori vositalarining klinik amaliyotdagi roli oshqozon sekretsiyasining buzilishlarini samarali davolashda juda katta ahamiyatga ega. Oldingi qismda asosiy antisekretor dorilar — proton nasos ingibitorlari (PNI) va H2-gistamin retseptor blokatorlari haqida so'z bordi. Endi esa, ushbu dorilarni qo'llashning afzalliklari, ularning yon ta'sirlari, shuningdek, terapiyada qo'llaniladigan boshqa dorilar va yangi yondashuvlar haqida batafsilroq to'xtalamiz.

PNI'larning afzalligi — ularning kuchli va uzoq davom etuvchi ta'siri, bu esa kuniga bir marta qabul qilish imkonini beradi. Bu esa bemorning dori qabul qilish tartibini soddalashtirib, terapiya samaradorligini oshiradi. Bundan tashqari, PNI'lar oshqozon kislotasini deyarli butunlay to'xtatishi mumkin, bu esa peptik yaralar va gastroezofageal reflyuks kasalligida tez tiklanishga olib keladi.

PNI'larning eng keng tarqalgan vakillari — omeprazol va pantoprazol. Ularning xavfsizlik profili yuqori bo'lib, ko'p bemorlarda uzoq muddat qo'llash mumkin. Ammo uzoq muddatli foydalanish ba'zi nojo'ya ta'sirlarga olib kelishi mumkin. Misol uchun, oshqozon kislotasining uzoq muddatli kamayishi qonda vitamin B12 ning so'rilishini pasaytirishi mumkin. Shuningdek, oshqozon shilliq qavatida normal mikroflora o'zgarishi natijasida infeksiyalarga moyillik oshadi. Shu sababli, PNI'larni uzoq muddat qo'llashda shifokor nazorati va qo'shimcha laborator tekshiruvlar zarur.

H2-gistamin retseptor blokatorlari ham yuqori samaradorlikka ega bo'lib, ayniqsa yengil va o'rta darajadagi oshqozon kislotasi buzilishlarida qo'llanadi. Ularning afzalligi — kam yon ta'sir ko'rsatishi va arzonligi hisoblanadi. Ammo, H2-blokatorlar PNI'larga nisbatan tezroq adaptatsiya yuzaga kelishi mumkin, ya'ni vaqt o'tishi bilan ta'sir kuchi pasayishi ehtimoli bor. Shu bois, ularni odatda qisqa muddat yoki kombinatsiyalangan davolashda qo'llash tavsiya etiladi.

Bundan tashqari, antisekretor terapiyada antatsidlar ham muhim o‘rin tutadi. Antatsidlar oshqozon kislotasini neytrallashtiruvchi moddalar bo‘lib, ularning ta’siri tezkor va vaqtinchalik. Ular odatda simptomatik yordam sifatida ishlatiladi va ko‘pincha boshqa antisekretor dori vositalari bilan birga qo‘llaniladi. Antatsidlar tarkibida magnezium, alyuminiy gidroksid va kaltsiy karbonat mavjud bo‘lib, ular oshqozon kislotasini neytrallashtiradi va shilliq qavatini mexanik ravishda himoya qiladi.

Farmakologik yondashuvlarda oshqozon shilliq qavatini himoya qiluvchi boshqa preparatlar — misoprostol kabi prostaglandin analoglari ham qo‘llanadi. Misoprostol oshqozon shilliq qavatining regeneratsiyasini rag‘batlantiradi, shuningdek, kislotali sekretsiyani kamaytiradi. U ko‘pincha non-steroid yallig‘lanishga qarshi preparatlarning (NSAID) oshqozon-ichak traktiga salbiy ta’sirini kamaytirish uchun ishlatiladi. Shu bilan birga, misoprostolning yon ta’sirlari bo‘lishi mumkinligi, jumladan, diareya va abort xavfi sababli, uning qo‘llanishi diqqat bilan nazorat qilinadi.

Muskarin retseptor antagonistlari — atropin va boshqa antixolinergik dorilar oshqozon sekretsiyasini kamaytirishda ishlatilgan bo‘lsa-da, ularning ko‘plab yon ta’sirlari sababli zamonaviy terapiyada keng qo‘llanilmaydi. Ular oshqozon harakatlarini sekinlashtirishi va boshqa noqulay simptomlarni keltirib chiqarishi mumkin. Shuning uchun, ularni faqat maxsus holatlarda va qisqa muddatlarda ishlatish tavsiya etiladi.

Yangi farmakologik yo‘nalishlar esa oshqozon sekretsiyasini boshqarishda yangi retseptorlarni maqsad qilgan preparatlarni yaratish ustida qaratilgan. Masalan, gastrin retseptor antagonistlari yoki neyropeptid retseptorlari uchun preparatlar hozirda klinik sinovlardan o‘tayotgan bo‘lib, ular oshqozon sekretsiyasini yanada aniqroq va selektiv boshqarish imkonini beradi. Ushbu dori vositalari kelajakda oshqozon kasalliklarini davolashda yanada samarali va kam yon ta’sirli bo‘lishi kutilmoqda.

Farmakologik terapiyada shuningdek, H. pylori infektsiyasini davolash uchun antibiotiklar bilan birgalikda antisekretor vositalar qo‘llanadi. Bu kombinatsiya oshqozon shilliq qavatidagi yallig‘lanishni kamaytiradi, kislotani bostiradi va infektsiyani yo‘q qilishda samaradorlikni oshiradi.

Dori vositalarining tanlanishi va dozasi individual holatlarga qarab belgilanadi. Bemorning yoshiga, kasallikning og‘irligiga, mavjud boshqa surunkali kasalliklar va dori bilan o‘zaro ta’sirlarga e’tibor beriladi. Masalan, keksalarda PNI’larning dozalari kamaytirilishi mumkin, chunki ularning metabolizmi va organizmdagi ta’siri boshqacha kechishi ehtimoli bor. Shuningdek, antisekretor terapiyada dori vositalarining qabul qilish muddati ham muhimdir. Ko‘pincha, terapiya 4-8 hafta davomida olib boriladi, ammo ayrim holatlarda uzoq muddat davom ettirilishi mumkin. Uzoq muddatli terapiyada yon ta’sirlarni monitoring qilish va kerak bo‘lsa, davolash rejimini o‘zgartirish zarur.

Farmakologik terapiya bilan birga, bemorlarga parhez va hayot tarzini o‘zgartirish bo‘yicha tavsiyalar beriladi. Bu oshqozon sekretsiyasini boshqarishda dori vositalari samaradorligini oshiradi. Parhezda yog‘li, achchiq va gazli ovqatlardan cheklanish, alkogol va chekishni to‘xtatish tavsiya etiladi.

Xulosa qilib aytganda, antisekretor dori vositalari oshqozon sekretsiyasining buzilishida asosiy terapevtik vosita hisoblanadi. Ularning to'g'ri tanlanishi, dozasi va qabul qilish rejimi bemorning holatiga mos ravishda belgilanadi. Zamonaviy farmakologiyada ushbu dori vositalarining samaradorligini oshirish va yon ta'sirlarini kamaytirishga qaratilgan yangi preparatlar yaratish ustida izlanishlar davom etmoqda.

3.2. Farmakologik yondashuvlar: antisekretor dori vositalari va ularning tasnifi

Oshqozon sekretsiyasining buzilishi va shu bilan bog‘liq kasalliklarni davolashda farmakologik yondashuvlar alohida o‘rin tutadi. Oshqozon kislotasining me’yordan ortiq ishlab chiqarilishi yoki uning neytrallashuv mexanizmlarining yetishmasligi ko‘plab patologik holatlarni keltirib chiqaradi. Shu bois, bu kasalliklarni davolashda antisekretor dori vositalari muhim ahamiyatga ega.

Antisekretor dori vositalari oshqozon kislotasining sekretsiyasini kamaytirish yoki uni butunlay to‘xtatish orqali oshqozon shilliq qavatini himoya qiladi. Ushbu preparatlar ko‘plab mexanizmlar orqali ta’sir ko‘rsatadi, shuning uchun ularni bir necha asosiy guruhlarga ajratish mumkin.

Birinchi guruh — proton nasos ingibitorlari (PNI). Ushbu dori vositalari parietal hujayralarning gidrojen-калий ATPaza fermentini to‘sib, kislota ishlab chiqarishni sezilarli darajada kamaytiradi. Proton nasosi — oshqozon parietal hujayralarida kislotani ishlab chiqarishda asosiy ferment bo‘lib, uning faoliyatini to‘xtatish kislota sekretsiyasini samarali kamaytiradi. PNI guruhiga omeprazol, pantoprazol, lansoprazol, esomeprazol va rabeprazol kiradi. Ularning ta’siri kuchli, uzoq davom etuvchi va nisbatan yuqori samaradorlikka ega.

Proton nasos ingibitorlari birinchi marta 1989 yilda klinik amaliyotga kiritilgan va shu paytgacha oshqozon kislotasi bilan bog‘liq kasalliklarda asosiy davolash vositasi bo‘lib kelmoqda. Ushbu dorilar ovqatdan oldin qabul qilinadi, chunki parietal hujayralarning faol kislotali sekretsiya fazasida proton nasoslari ko‘proq faol bo‘ladi. Ularning qabul qilinishi oshqozon kislotasini bir necha soat ichida sezilarli kamaytiradi va yallig‘lanish jarayonining pasayishiga olib keladi.

PNI’larning yon ta’sirlari odatda kam uchraydi va asosan bosh og‘rig‘i, oshqozon-ichak traktining yengil buzilishlari ko‘rinishida namoyon bo‘ladi. Uzoq muddatli qo‘llanilganda ba’zi bemorlarda vitamin B12 defitsiti, oshqozon mikroflorasi o‘zgarishi va organizmda kalsiy, magniy va temirning so‘rilishining kamayishi kuzatilishi mumkin. Shuning uchun uzoq muddatli terapiyada shifokor tomonidan doimiy monitoring talab etiladi.

Ikkinchi guruh — H2-gistamin retseptor blokatorlari. Oshqozon kislotasining sekretsiyasida gistamin muhim stimulyator rolini o‘ynaydi. Gistamin parietal hujayralardagi H2 retseptorlariga ta’sir qilib, kislotali shira ishlab chiqarishni oshiradi. H2-blokatorlari ushbu retseptorlarni to‘sib, kislotali sekretsiyani kamaytiradi. Bu guruh dorilar o‘z vaqtida katta e’tibor qozongan va ko‘plab kasalliklarda qo‘llanilgan.

Ranitidin, famotidin, nizatidin va simetidin H2-gistamin retseptor blokatorlarining eng mashhur vakillaridir. Ular odatda kuniga ikki marta qabul qilinadi va o‘rta yoki yengil darajadagi oshqozon kislotasi buzilishlarida qo‘llaniladi. H2-blokatorlar antisekretor ta’siri PNI’larga nisbatan kamroq kuchli va vaqtinchalik bo‘lsa-da, ularning yon ta’sirlari kamroq va xavfsizlik profili yuqori hisoblanadi.

H2-blokatorlarning kamchiligi shundaki, uzoq muddat foydalanilganda organizmda ularning ta'siriga qarshi immunologik yoki fiziologik adaptatsiya (tolerantlik) yuzaga kelishi mumkin. Bu holatda dori samaradorligi pasayadi va bemor yangi dozalarga muhtoj bo'ladi. Shu sababli, H2-blokatorlar ko'pincha qisqa muddatli terapiyada yoki PNI'lar bilan birgalikda qo'llanadi.

Antisekretor dori vositalarining yana bir guruhi — antatsidlar. Bu dorilar oshqozon kislotasini neytrallashtiruvchi kimyoviy moddalar bo'lib, ularning ta'siri tezkor, ammo vaqtinchalikdir. Antatsidlar tarkibida alyuminiy gidroksid, magnezium gidroksid, kaltsiy karbonat kabi moddalar mavjud bo'lib, ular kislota bilan kimyoviy reaksiyaga kirishib, uni neytrallashtiradi. Antatsidlar ko'pincha simptomatik yordam sifatida, ayniqsa ovqatdan keyin oshqozon yonishi va qaynashini kamaytirish uchun ishlatiladi.

Biroq, antatsidlarning uzoq muddat qo'llanishi kaliy va magniy muvozanatining buzilishiga, shuningdek, oshqozon kislotasining neytrallashuvi orqali organizmda boshqa nojo'ya ta'sirlarga olib kelishi mumkin. Shuning uchun, ularni muntazam va uzoq muddatli qo'llash tavsiya etilmaydi, faqat simptomlarni vaqtincha kamaytirish uchun ishlatiladi.

Oshqozon shilliq qavatini himoya qiluvchi boshqa preparatlar ham mavjud. Misol uchun, prostaglandin analoglari (misoprostol) oshqozon shilliq qavatining regeneratsiyasini rag'batlantiradi va kislotali shikastlanishlarning oldini oladi. Ular ayniqsa non-steroid yallig'lanishga qarshi preparatlar (NSAID) qo'llanilganda oshqozon yaralarini oldini olishda qo'llaniladi. Misoprostol oshqozon bezlarining kislotali sekretsiyasini kamaytiradi va shilliq qavatni mustahkamlaydi. Shuningdek, muskarin retseptor antagonistlari (antixolinergiklar) ham oshqozon sekretsiyasini pasaytirishda qo'llaniladi. Atropin va boshqa antixolinergik preparatlar oshqozon bezlarining parasimpatik ta'sirini kamaytiradi, bu orqali kislotali sekretsiyani susaytiradi. Ammo ularning ko'plab nojo'ya ta'sirlari (og'riq, quruq og'iz, yurak tezligi oshishi) tufayli hozirda keng qo'llanilmaydi va faqat maxsus holatlarda ishlatiladi.

Farmakologik terapiyada zamonaviy

yondashuvlar dorilarning samaradorligini oshirish va yon ta'sirlarini kamaytirishga qaratilgan. Shu maqsadda yangi avlod proton nasos ingibitorlari ishlab chiqilmoqda, ular tezroq ta'sir ko'rsatadi, uzoqroq davom etadi va organizmga kamroq yuk tushiradi. Buning barobarida, oshqozon sekretsiyasini boshqaruvchi neyro-gumoral mexanizmlarni maqsad qiluvchi dori vositalari ham klinik sinovlardan o'tayotgan bo'lib, kelajakda terapiya samaradorligini yanada oshirishi kutilmoqda.

Antisekretor dori vositalarini qo'llashda bemorning individual xususiyatlari, kasallik holati, boshqa mavjud kasalliklar va dori vositalarining o'zaro ta'sirini hisobga olish zarur. Shifokor tomonidan dori tanlanishi, doza va qabul qilish tartibi belgilanishi kerak.

Farmakologik terapiyada antisekretor dorilarni tanlashda ularning ta'sir mexanizmi, yon ta'sirlari, samaradorligi hamda bemorning individual holati hisobga olinadi. Shu bois, bugungi kunda oshqozon sekretsiyasini tartibga soluvchi dori vositalari turli sinflarga bo'lingan bo'lib, ularning har biri ma'lum klinik vaziyatlarda qo'llaniladi.

Avvalgi qismda proton nasos ingibitorlari (PNI), H2-gistamin retseptor blokatorlari, antatsidlar, prostaglandin analoglari va muskarin retseptor antagonistlarining umumiy tavsifi berilgan edi. Endi ularning klinik qo'llanilishi, farmakokinetikasi, samaradorligi hamda nojo'ya ta'sirlari haqida batafsilroq to'xtalamiz.

Proton nasos ingibitorlari (PNI) eng yuqori antisekretor ta'sirga ega dorilar bo'lib, oshqozon kislotasining me'yordan ortiq sekretsiyasini samarali nazorat qiladi. Ular parietal hujayralardagi proton nasoslarini reversiv bo'lmagan tarzda bloklab, kislota ishlab chiqarishni to'xtatadi. Bu dori vositalarining klinik amaliyotda ishlatilish doirasi keng: oshqozon va o'n ikki barmoqli yaralar, gastroezofageal refluks kasalligi (GERK), Zollinger-Ellison sindromi, NSAIDlar ta'siridan kelib chiqqan oshqozon shikastlanishlari va boshqalar.

PNI'larning yaratilishi farmatsevtika sanoatida inqilobiy o'zgarishlarga sabab bo'ldi. Omeprazol — birinchi sinf PNI bo'lib, u bilan 1989 yilda klinik sinovlar boshlandi. Hozirda esa lansoprazol, esomeprazol va pantoprazol kabi yangi avlod dorilari mavjud bo‘lib, ular tezroq so‘riladi, uzoqroq ta’sir ko‘rsatadi va kamroq nojo‘ya ta’sirlarga ega. Masalan, esomeprazol — omeprazolning stereoizomeri bo‘lib, organizmda yaxshiroq bioavailabilityga ega.

PNI’larning eng keng tarqalgan yon ta’sirlari bosh og‘rig‘i, bosh aylanishi, oshqozon-ichak traktining yengil buzilishlari (diareya, qorin og‘rig‘i) ko‘rinishida bo‘ladi. Uzoq muddat qo‘llanganda vitamin B12 defitsiti, mineral moddalar so‘rilishining kamayishi, mikrofloraning o‘zgarishi ehtimoli mavjud. Shu bois, PNI’larni uzoq muddat ishlatish kerak bo‘lsa, bemorlarni muntazam nazorat qilish zarur.

H2-gistamin retseptor blokatorlari — gistamin ta’sirini antagonizatsiya qiluvchi dori vositalari bo‘lib, kislotali sekretsiyani pasaytiradi. Ular PNI’larga nisbatan zaifroq, ammo ayrim holatlarda yaxshi qo‘llaniladi. Ranitidin va famotidin eng mashhur vakillari hisoblanadi. Ranitidin uzoq yillar davomida keng qo‘llanilgan, ammo so‘nggi tadqiqotlar uni ba’zi xavfli kontaminantlar bilan ifloslanishi sababli cheklovlarga olib keldi.

H2-blokatorlar oshqozon kislotasini tezda kamaytiradi, ammo ta'siri qisqa muddatli va organizmda tolerantlik rivojlanishi mumkin. Shuning uchun ular ko'pincha qisqa muddatli terapiyada yoki kechasi kislotali sekretsiyani nazorat qilishda ishlatiladi. Ularning yon ta'sirlari kam va eng ko'p bosh og'rig'i, teri toshmalari, diareya bilan namoyon bo'ladi.

Antatsidlar kimyoviy neytrallashtiruvchi dorilar sifatida oshqozon kislotasini tez va vaqtincha kamaytiradi. Ularning asosiy vazifasi oshqozon shilliq qavatini kislotaning agressiv ta'siridan himoya qilishdir. Ko'pincha simptomatik davolashda qo'llaniladi, ya'ni oshqozon yonishi, qaynashi, og'riq paytida. Antatsidlar tarkibida alyuminiy gidroksid, magnezium gidroksid, kaltsiy karbonat, natriy bikarbonat kabi moddalar mavjud. Ularning har biri o'ziga xos ta'sir mexanizmi va yon ta'sirga ega.

Masalan, alyuminiy gidroksid ich qotishga olib kelishi mumkin, magnezium gidroksid esa ich bo'shashishini rag'batlantiradi. Shuning uchun ular ko'pincha birgalikda qo'llanadi, shunda yon ta'sirlar bir-birini qoplaydi. Uzoq muddat antatsidlardan foydalanish natijasida organizmda elektrolit muvozanati buzilishi, alkaloz yoki kislotalik holatlari yuzaga kelishi mumkin. Shu sababli, ularni uzoq muddat qo'llash tavsiya etilmaydi.

Prostaglandin analoglari, jumladan misoprostol, oshqozon shilliq qavatining himoya mexanizmlarini mustahkamlash uchun qo'llanadi. Ular shilliq qavatning qon aylanishini yaxshilaydi, mukus va bikarbonat ishlab chiqarishni rag'batlantiradi, shuningdek kislotali sekretsiyani pasaytiradi. Misoprostol ayniqsa NSAIDlar sababli paydo bo'ladigan oshqozon shikastlanishlarini oldini olishda samaralidir. Biroq, ularning asosiy nojo'ya ta'siri — bachadonga ta'sir qilishidir, shuning uchun homilador ayollarda qo'llash qat'iyan taqiqlanadi.

Muskarin retseptor antagonistlari (antixolinergiklar) parasimpatik nerv tizimi orqali oshqozon sekretsiyasini boshqaruvchi mexanizmlarni bostirish uchun ishlatiladi. Atropin, pirenzepin kabi dorilar ushbu guruhga kiradi. Ular oshqozon bezlarining parasimpatik ta'sirini kamaytirib, kislota ishlab chiqarishni susaytiradi. Ammo ularning ko'plab nojo'ya ta'sirlari (quruq og'iz, ko'zda qorong'ulik, yurak urishining tezlashishi) ularni klinik amaliyotda cheklangan darajada qo'llashga olib keldi.

Farmakologik terapiyada antisekretor dorilarni tanlashda bemorning kasallikning og'irligi, sekretsiyaning darajasi, boshqa kasalliklarning mavjudligi, dori vositalariga allergik reaksiyalar hamda dori vositalarining o'zaro ta'siri hisobga olinadi. Masalan, gepatit yoki jigar yetishmovchiligi bo'lgan bemorlarda dori dozalari moslashtirilishi kerak.

Yangi tadqiqotlar natijasida antisekretor dorilar bilan birgalikda probiotiklar, shilliq qavatni tiklovchi va immun tizimini rag'batlantiruvchi preparatlar qo'llanilishi tavsiya qilinmoqda. Bu davolash samaradorligini oshirib, bemorlarning hayot sifatini yaxshilaydi.

Xulosa qilib aytganda, antisekretor dori vositalari oshqozon sekretsiyasining me'yordan ortiq bo'lishi natijasida yuzaga keladigan patologiyalarni samarali davolashda asosiy vositalardan biri hisoblanadi. Ularning turli sinflari mavjud bo'lib, har biri o'ziga xos farmakologik xususiyatlarga ega. Shifokorlar bemorning individual holatini inobatga olib, eng mos dori vositasini tanlab, to‘g‘ri dozada va muddatda qo‘llashlari zarur.

3.3. Profilaktika va parhez terapiyasining ahamiyati

Oshqozon sekretsiyasi bilan bog'liq kasalliklarning oldini olish va ularni samarali davolashda profilaktika hamda parhez terapiyasi muhim o'rin tutadi. Oshqozonning normal funksiyalarini saqlab qolish, sekretsion buzilishlarni kamaytirish va ularning asoratlarini oldini olish uchun hayot tarzi va oziqlanishga e'tibor qaratish lozim. Bu nafaqat kasalliklar yuzaga kelishining oldini oladi, balki davolash jarayonini yengillashtiradi va takrorlanish xavfini kamaytiradi.

Profilaktik choralar asosan uchta asosiy yo'nalishda amalga oshiriladi: zararli omillardan saqlanish, to'g'ri ovqatlanish tartibini ta'minlash va stressni boshqarish. Oshqozon sekretsiyasining me'yoriy holatidan chetlashishi ko'pincha noto'g'ri turmush tarzi, yomon odatlar, noto'g'ri ovqatlanish va psixologik omillar natijasida yuzaga keladi. Shu sababli, bu sohalarga e'tibor qaratish kasalliklarni kamaytirishda samarali vosita hisoblanadi.

Oshqozon kasalliklarini profilaktika qilishda birinchi o'rinda ovqatlanish madaniyati turadi. Tez-tez va kam miqdorda ovqat iste'mol qilish oshqozon bezlarining me'yoriy faoliyatini ta'minlaydi, kislotali shira ishlab chiqarish ritmini normallashtiradi. Ko'p va serqatnov ovqat iste'mol qilish oshqozonni ortiqcha ishga soladi, bu esa sekretsiyaning ortishiga olib kelishi mumkin. Ayniqsa, kechki ovqatni uyqudan oldin yeb qo'yish oshqozon shirasining tonggi sekretsiyasini buzadi, natijada refluks va oshqozon yonishi paydo bo'lishi ehtimoli oshadi.

Yana bir muhim jihat – ovqatning tarkibi. Oshqozon sekretsiyasini stimulyatsiya qiluvchi taomlardan voz kechish zarur. Masalan, juda achchiq, sho'r, yog'li va qovurilgan ovqatlar oshqozonni zo'riqtiradi. Shuningdek, kislotalilikni oshiruvchi pomidor, sharbatlar, spirtli ichimliklar, kofeinli ichimliklar va gazlangan ichimliklar sekretsiyani ortiqcha rag'batlantirishi mumkin. Profilaktika maqsadida ushbu mahsulotlarni iste'mol qilishni cheklash, ularni to'g'ri tanlash va miqdorini kamaytirish zarur.

Profilaktika doirasida shuningdek, chekish va spirtli ichimliklardan voz kechish muhimdir. Chekish oshqozon shilliq qavatiga zarar yetkazadi, kislotali sekretsiyani ko'paytiradi va yaralar paydo bo'lish xavfini oshiradi. Spirt oshqozon shirasining ishlab chiqarilishini orttiradi va shilliq qavatni yallig'lanishga moyil qiladi. Shu sababli, sog'lom turmush tarzini targ'ib qilish, yomon odatlardan voz kechish oshqozon sog'ligini saqlash uchun profilaktik chora sifatida juda muhimdir.

Shuningdek, profilaktikada stress va psixologik holatni nazorat qilish katta ahamiyatga ega. Stress oshqozon sekretsiyasini boshqaruvchi nerv sistemalarini faollashtiradi, bu esa kislota ishlab chiqarishni orttiradi va yallig'lanish jarayonlarini keltirib chiqaradi. Doimiy stress, depressiya va ruhiy zo'riqishlar oshqozon yarasi va gastrit rivojlanishida muhim omil hisoblanadi. Shu bois, stressni kamaytirish uchun jismoniy faollik, meditatsiya, psixoterapiya va boshqa dam olish usullaridan foydalanish tavsiya etiladi.

Bundan tashqari, oshqozon sekretsiyasini nazorat qilishda dori vositalarining profilaktik roli ham mavjud. Masalan, NSAID'larni uzoq muddat qabul qiluvchi bemorlarda PNI yoki prostaglandin analoglarini oldindan belgilash oshqozon shilliq qavatini himoya qiladi va sekretsiyaning ortishini oldini oladi. Shu bilan birga, shifokor nazorati ostida dori vositalarining to‘g‘ri qabul qilinishi, doza va muddatning to‘g‘ri tanlanishi kasalliklarning profilaktikasiga xizmat qiladi.

Profilaktika shuningdek, vaqtida kasalliklarni aniqlash va davolashni o‘z ichiga oladi. Oshqozon bilan bog‘liq muammolar boshlang‘ich bosqichda kam simptomli bo‘lishi mumkin. Shu sababli, o‘z vaqtida shifokorga murojaat qilish, diagnostika usullaridan foydalanish kasalliklarning yomonlashishini oldini oladi va sekretsion buzilishlarning asoratlarini kamaytiradi.

Xulosa qilib aytganda, oshqozon sekretsiyasining buzilishidan kelib chiqadigan kasalliklarni oldini olishda profilaktika va parhez terapiyasining roli juda katta. Bu nafaqat dorilar samaradorligini oshiradi, balki bemorning hayot sifatini yaxshilaydi, sog‘liqni mustahkamlaydi va moliyaviy xarajatlarni kamaytiradi. Sog‘lom turmush tarzi, to‘g‘ri ovqatlanish, stressni boshqarish va vaqtida tibbiy yordam olish oshqozon sekretsiyasining me'yorda bo'lishini ta'minlashda muhim omillardir.

Oshqozon sekretsiyasining me'yoriy holatini saqlash va buzilishlarning oldini olishda parhez terapiyasi nafaqat kasalliklarning rivojlanishini to'xtatadi, balki bemorlarning umumiy sog'lig'ini yaxshilashga xizmat qiladi. Parhez terapiyasi oshqozon shilliq qavatining tiklanishini rag'batlantiradi, yallig'lanish jarayonlarini kamaytiradi va sekretsion funksiyani me'yorga keltiradi.

Parhez terapiyaning asosiy tamoyillari quyidagilardan iborat: ratsiondagi oziq-ovqat mahsulotlarining turli-tumanligi va muvozanatligi, oziq moddalarining yetarli darajada qabul qilinishi, ovqatni to'g'ri tayyorlash usullari, ovqatlanish rejimining tartibga solinishi, va zararli mahsulotlardan voz kechish. Bu tamoyillar oshqozon bezlarining faoliyatini normallashtirishga, shuningdek, oshqozon ichidagi shilliq qavatni himoya qilish va tiklashga yordam beradi.

Parhez terapiyada to'g'ri tanlangan ovqat tarkibi katta ahamiyatga ega. Oshqozon shirasining me'yoriy sekretsiyasini ta'minlash uchun ratsionda oqsillar, yog'lar va uglevodlar muvozanatli bo'lishi lozim. Oqsillar shilliq qavatni yangilash va shikastlangan to'qimalarni tiklashda muhim rol o'ynaydi. Shu sababli, sut mahsulotlari, baliq, tovuq go'shti, tuxum, dukkakli ekinlar kabi oqsilga boy mahsulotlar ratsionda yetarlicha bo'lishi zarur.

Yog'lar esa, ayniqsa, o'simlik yog'lari — zaytun, kungaboqar, kunjut yog'i oshqozon shilliq qavatining himoyasini mustahkamlashga yordam beradi. Shuningdek, yog' kislotalari yallig'lanish jarayonlarini kamaytiruvchi ta'sirga ega. Ammo qovurilgan va trans-yog'larga boy mahsulotlardan cheklanish kerak, chunki ular oshqozon shirasini ortiqcha ishlab chiqarishni rag'batlantiradi va shilliq qavatning shikastlanishiga olib kelishi mumkin.

Uglevodlar — organizm energiya manbai sifatida zarur, lekin ularning sifati ham muhimdir. Toza, murakkab uglevodlarga (butun donli mahsulotlar, sabzavotlar, mevalar) ustunlik berish lozim. Shakar va uni o'z ichiga olgan mahsulotlarni cheklash esa oshqozon sekretsiyasini kamaytirishga yordam beradi, chunki oddiy uglevodlar oshqozonni ortiqcha ishga soladi.

Oshqozon shirasining sekretsiyasini orttiruvchi mahsulotlardan (achchiq, sho‘r, yog‘li, qovurilgan, gazlangan ichimliklar, spirtli ichimliklar, kofeinli ichimliklar) voz kechish parhez terapiyasining ajralmas qismidir. Ular nafaqat sekretsiyani ko‘paytiradi, balki shilliq qavatni shikastlaydi va yallig‘lanish jarayonlarini kuchaytiradi.

Ovqat tayyorlash usullari ham oshqozon uchun muhimdir. Bug‘da pishirish, qaynatish yoki pishirish tavsiya qilinadi, chunki qovurilgan va yog‘li ovqatlar oshqozon bezlarini haddan tashqari faollashtiradi. Shuningdek, ovqat harorati ham muhim — juda issiq yoki juda sovuq taomlar shilliq qavatni qo‘zg‘atadi, bu sekretsiya buzilishlariga sabab bo‘lishi mumkin.

Ovqatlanish tartibi ham profilaktika va parhez terapiyasi uchun muhim omil hisoblanadi. Kuniga kamida 4-5 marta kichik porsiyalar bilan ovqatlanish, ortiqcha ovqat iste’mol qilmaslik oshqozon bezlarini haddan tashqari ishga solmaslikka yordam beradi. Kechasi soat 19:00-

20:00 dan keyin og‘ir ovqat yemaslik kerak, chunki bu uyqu sifatini pasaytiradi va oshqozon shirasining kechasi ko‘payishiga olib keladi.

Oshqozon faoliyatini qo‘llab-quvvatlashda suyuqlik ichish ham muhim o‘rin tutadi. Kun davomida 1,5-2 litr toza suv ichish organizmning barcha tizimlari uchun foydali bo‘lib, shu jumladan oshqozon shilliq qavatining normal holatda bo‘lishini ta’minlaydi. Shuningdek, meva va sabzavotlardan olinadigan tabiiy suv va tolalar ham oshqozonning mexanik tozaligi va sog‘lom mikroflorasini qo‘llab-quvvatlaydi.

Stress va psixologik holatni boshqarish ham parhez terapiyasining ajralmas qismidir. Stress oshqozon shirasining ortiqcha ishlab chiqarilishiga sabab bo‘lib, yallig‘lanish va oshqozon shikastlanishiga olib keladi. Shu bois, dam olish, sport bilan shug‘ullanish, meditatsiya va boshqa ruhiy holatni yaxshilovchi usullarni muntazam qo‘llash tavsiya etiladi.

Bundan tashqari, oshqozon sekretsiyasini tartibga solishda ba’zi tabiiy mahsulotlar ham foydali hisoblanadi. Masalan, asal, kefir, sut, sabzavotli sho‘rva, shuningdek, yalpiz, kamomilladan tayyorlangan choylar oshqozon shilliq qavatini tinchlantirishga yordam beradi. Ammo bularni qo'llashda shifokor bilan maslahatlashish zarur, chunki har bir bemorning individual holati farq qilishi mumkin. Shuningdek, profilaktika va parhez terapiyasi dori terapiyasi bilan uyg'unlashganda yanada samarali bo'ladi. Masalan, oshqozon kislotasini kamaytiruvchi dori vositalari bilan birga parhezni rioya qilish kasallikning to'liq tiklanishiga olib keladi va retsidivlarni kamaytiradi.

Xulosa qiladigan bo'lsak, oshqozon sekretsiyasining me'yorda bo'lishi va sekretsion buzilishlarning oldini olishda profilaktika va parhez terapiyasining roli beqiyosdir. To'g'ri ovqatlanish, zararli odatlardan voz kechish, psixologik holatni boshqarish, tabiiy va sifatli oziq-ovqat mahsulotlarini tanlash nafaqat oshqozon sog'ligini ta'minlaydi, balki umumiy hayot sifatini yaxshilaydi. Shu sababli, har bir inson o'zining turmush tarziga diqqat bilan yondashishi va oshqozon sog'lig'ini saqlash uchun zarur choralarni qo'llashi kerak.

Xulosa

Oshqozonning sekretsion faoliyati — inson organizmining muhim fiziologik jarayonlaridan biri bo‘lib, u hazm qilish tizimining to‘liq va samarali ishlashini ta’minlaydi. Ushbu jarayonning me’yorda bo‘lishi organizmning umumiy sog‘ligi uchun muhim ahamiyatga ega. Oshqozon bezlari tomonidan ishlab chiqariladigan shira tarkibidagi fermentlar va kislotalar oziq-ovqatning hazm bo‘lishida, organizmga zarur moddalarni so‘rilishida va himoya funksiyalarida muhim rol o‘ynaydi. Shu bilan birga, oshqozon sekretsiyasining buzilishi nafaqat mahalliy, balki umumiy organizm holatiga ham salbiy ta’sir ko‘rsatadi, bu esa turli kasalliklar, jumladan gastrit, oshqozon yarasi, gastroezofageal refluks kasalligi kabi patologiyalar rivojlanishiga olib keladi.

Oshqozon sekretsiyasi murakkab neyro-gumoral mexanizmlar orqali boshqariladi. Bu mexanizmlar ichida nerv tizimi, gormonlar va mahalliy mediatorlar muhim ahamiyat kasb etadi. Asab tizimi oshqozon faoliyatini tezkor boshqaradi, ayniqsa ovqatlanish jarayonida, gormonlar esa uzoq muddatli sekretsiya mexanizmini tartibga soladi. Misol uchun, gastrin gormoni oshqozon kislotasini ko‘paytirishda asosiy rol o‘ynasa, somatostatin esa uning sekretsiyasini kamaytiradi. Ushbu tizimlarning muvozanatda bo‘lishi oshqozon sekretsiyasining me’yorda bo‘lishini ta’minlaydi.

Sekretsion faoliyatning buzilishi turli sabablarga ko‘ra yuzaga kelishi mumkin. Gipersekresiya holatida oshqozon kislotasi ortiqcha ishlab chiqariladi, bu esa oshqozon shilliq qavatining shikastlanishiga olib keladi. Bu jarayon ko‘pincha stress, yomon odatlar, noto‘g‘ri ovqatlanish, ba’zi dori vositalarining uzoq muddat qabul qilinishi yoki infeksion omillar bilan bog‘liq bo‘ladi. Gipersekresiya natijasida bemorlarda oshqozon yonishi, qorin sohasida og‘riq, dispeptik buzilishlar va boshqa noxush belgilar paydo bo‘ladi. Bu holatni davolashda antisekretor dorilar, parhez va stressni kamaytirish muhim o‘rin tutadi.

Giposekresiya va ahlorhidriya esa oshqozon kislotasining yetarli darajada ishlab chiqarilmasligi yoki umuman ishlab chiqarilmasligi bilan tavsiflanadi. Bu holat ham oshqozon va butun hazm qilish tizimining normal ishlashiga salbiy ta'sir ko'rsatadi. Kislotaning yetishmasligi ovqatning yetarli hazm bo'lmasligi, mikroorganizmlar ko'payishi, vitamin va minerallar so'rilishining buzilishi kabi muammolarni keltirib chiqaradi. Giposekresiya ko'pincha oshqozon bezlarining surunkali shikastlanishi, yallig'lanishi yoki boshqa surunkali kasalliklar natijasida yuzaga keladi.

Sekretsiya buzilishlariga olib keluvchi omillar orasida stress, dori vositalari va infeksiyalar muhim o'rin tutadi. Stress nerv tizimi orqali oshqozon sekretsiyasini beqarorlashtirib, oshqozon qavati shikastlanishiga sabab bo'ladi. Dori vositalari, xususan NSAID'lar, oshqozon shilliq qavatini himoya qiluvchi mexanizmlarni susaytiradi, shuning uchun ular uzoq muddat qo'llanilganda oshqozon yarasi rivojlanish xavfi oshadi. Infeksiyalar, ayniqsa Helicobacter pylori, oshqozon shilliq qavatining yallig'lanishiga va sekretsiyaning buzilishiga olib keladi.

Sekretsion faoliyatni baholash uchun zamonaviy laborator va instrumental diagnostika usullari qo'llaniladi. Bu usullar yordamida oshqozon kislotasining miqdori, ferment faolligi, shilliq qavatning holati va boshqa parametrlar aniq o‘lchanadi. Diagnostika natijalari asosida individual davolash rejasi tuziladi, bu esa kasalliklarni samarali davolashga va asoratlar oldini olishga imkon beradi.

Davolashda farmakologik yondashuvlar, xususan, antisekretor dori vositalari keng qo‘llaniladi. Ular oshqozon kislotasini kamaytirib, shilliq qavatni himoya qiladi va yallig‘lanishni kamaytiradi. Bu dori vositalariga proton nasos ingibitorlari, H2-gistamin retseptor blokatorlari va boshqa preparatlar kiradi. Shuningdek, bemorlar parhez terapiyasi va turmush tarzi o‘zgarishlariga ham rioya qilishlari lozim.

Profilaktika va parhez terapiyasining roli oshqozon sekretsiyasining me’yoriy holatini saqlashda beqiyosdir. To‘g‘ri ovqatlanish, zararli odatlardan voz kechish, stressni boshqarish va sog‘lom turmush tarzi umumiy sog‘liqni mustahkamlash bilan birga oshqozonning sog‘lom faoliyatini ta’minlaydi. Shu bilan birga, profilaktika va parhez terapiyasi kasalliklarni oldini olish va ularning surunkalashishini kamaytirishda asosiy vositalardan biridir.

Ushbu monografiyada ko'rsatib o'tilganidek, oshqozon sekretsiyasi murakkab va ko'p qirrali tizim bo'lib, uning buzilishi organizmning boshqa tizimlariga ham salbiy ta'sir ko'rsatadi. Shuning uchun oshqozon sekretsiyasining normal holatini saqlash va buzilishlarning oldini olish uchun ilmiy asoslangan yondashuvlar, kompleks diagnostika va individual davolash rejalarini ishlab chiqish zarurdir. Bu nafaqat kasalliklarning samarali davolanishini, balki bemorlarning hayot sifatining yaxshilanishini ham ta'minlaydi.

Oshqozon sekretsiyasining buzilishlari nafaqat oshqozon-ichak tizimining mahalliy patologiyalariga, balki butun organizmning funksional holatiga jiddiy ta'sir ko'rsatadi. Shu bois, ushbu jarayonlarni o'z vaqtida aniqlash va to'g'ri davolash muhim ahamiyatga ega. Zamonaviy tibbiyotda oshqozon sekretsiyasini baholash uchun turli laborator va instrumental usullar qo'llaniladi, ular orqali patologik holatlar erta bosqichda aniqlanadi va bemorlar uchun individual davolash rejasi ishlab chiqiladi.

Sekretsiya buzilishlarini davolashda farmakologik yondashuvlarning samaradorligi ortib bormoqda. Antisekretor preparatlar yordamida oshqozon kislotasi miqdorini nazorat qilish mumkin, bu esa shilliq qavatni himoya qiladi va yallig'lanish jarayonlarini kamaytiradi. Ushbu dori vositalari, ayniqsa, proton nasos ingibitorlari va H2-gistamin retseptor blokatorlari, kasalliklarni samarali davolashda asosiy o'rin tutadi. Biroq, dori terapiyasi har doim ham etarli emas, shuning uchun parhez va turmush tarzini o'zgartirish ham zarur.

Profilaktika va parhez terapiyasi nafaqat kasalliklarni oldini olishda, balki davolash jarayonida ham muhim yordamchi vosita hisoblanadi. Ratsionning to'g'ri tashkil etilishi, stressni kamaytirish, zararli odatlardan voz kechish oshqozon sekretsiyasining me'yorda bo'lishini ta'minlaydi. Ayniqsa, stress boshqaruvi va psixologik barqarorlik kasalliklarning surunkalashishini oldini olishda muhim rol o'ynaydi. Shu sababli, bugungi kunda psixoterapiya va stressni boshqarish usullari gastroenterologiya amaliyotida keng qo'llanilmoqda.

Zamonaviy tibbiyotning yana bir muhim yo'nalishi — oshqozon sekretsiyasini boshqarish va tiklashda individual yondashuvlarni ishlab chiqishdir. Har bir bemorning organizmi o‘ziga xosligi, kasallikning sababi va darajasi, hamda boshqa tibbiy ko‘rsatkichlarga qarab terapiya rejalashtiriladi. Bu yondashuv davolashning samaradorligini oshirib, nojo‘ya ta’sirlarni kamaytiradi va kasalliklarni qaytarilishining oldini oladi. Shuningdek, ilmiy tadqiqotlar oshqozon sekretsiyasining genetik va molekulyar asoslarini aniqlashga qaratilgan bo‘lib, bu sohada yangi dori vositalari va diagnostika usullarini yaratishda muhim omil bo‘lib xizmat qilmoqda. Kelajakda shaxsiylashtirilgan tibbiyot yondashuvlari yordamida oshqozon sekretsiyasining buzilishlarini yanada samarali oldini olish va davolash imkoniyatlari kengayadi.

Xulosa qilib aytganda, oshqozon sekretsiyasining me’yorda bo‘lishi va buzilishlarning oldini olish ko‘p qirrali yondashuvlarni talab qiladi. Bu yondashuvlar ichida kompleks diagnostika, samarali farmakoterapiya, to‘g‘ri parhez, profilaktika choralari va psixologik barqarorlikni ta’minlash asosiy o‘rin tutadi. Ushbu omillarni o‘z vaqtida va mukammal amalga oshirish orqali oshqozon kasalliklari oqibatlarini kamaytirish, bemorlarning hayot sifatini yaxshilash va ularning sog'lig'ini saqlash mumkin.

Bundan tashqari, aholining tibbiy savodxonligini oshirish, sog'lom turmush tarzini targ'ib qilish va erta diagnostika imkoniyatlarini kengaytirish oshqozon sekretsiyasi bilan bog'liq kasalliklarning oldini olishda muhim rol o'ynaydi. Jamoat sog'lig'ini yaxshilashga qaratilgan tadbirlar, shuningdek, tibbiy xodimlarning muntazam malaka oshirishlari bu sohada samarali ishlarni ta'minlashga yordam beradi.

Shunday qilib, oshqozon sekretsiyasining me'yoriy faoliyatini saqlash va buzilishlarni o'z vaqtida aniqlash, ularni samarali davolash orqali jiddiy asoratlarning oldini olish va bemorlarning umumiy salomatligini ta'minlash tibbiyotda ustuvor vazifa bo'lib qolmoqda. Ushbu masalalarni o'rganish va hal etish bo'yicha olib borilayotgan ilmiy izlanishlar va klinik amaliyotning yangilanishi bu yo'nalishda yangi imkoniyatlar ochmoqda.

Foydalanilgan adabiyotlar ro'yxati

1. **Ganong W.F.** Review of Medical Physiology. 25th Edition. McGraw-Hill Medical; 2016.
2. **Guyton A.C., Hall J.E.** Textbook of Medical Physiology. 13th Edition. Elsevier; 2016.
3. **Kumar V., Abbas A.K., Aster J.C.** Robbins Basic Pathology. 10th Edition. Elsevier; 2017.
4. **Feldman M., Friedman L.S., Brandt L.J.** Sleisenger and Fordtran's Gastrointestinal and Liver Disease. 11th Edition. Elsevier; 2020.
5. **Yamada T.** Textbook of Gastroenterology. 6th Edition. Wiley-Blackwell; 2015.
6. **Moore K.L., Dalley A.F., Agur A.M.R.** Clinically Oriented Anatomy. 7th Edition. Wolters Kluwer; 2013.
7. **Tortora G.J., Derrickson B.** Principles of Anatomy and Physiology. 15th Edition. Wiley; 2016.
8. **Longo D.L., Fauci A.S., Kasper D.L., Hauser S.L., Jameson J.L., Loscalzo J.** Harrison's Principles of Internal Medicine. 20th Edition. McGraw-Hill Education; 2018.

9. **Lanza F.L., Chan F.K.L., Quigley E.M.M.** Guidelines for the Management of Dyspepsia and Gastroesophageal Reflux Disease. Am J Gastroenterol. 2016;111(3): 314-326.
10. **Brenner H., Chen C.** The epidemiology of stomach cancer. Cancer Epidemiol Biomarkers Prev. 2017;26(5): 640-648.
11. **Peura D.A., Wilcox C.M.** Dyspepsia and gastroparesis. Am J Med. 2019;132(1): 22-28.
12. **Vakil N., van Zanten S.V., Kahrilas P., Dent J., Jones R.** The Montreal definition and classification of gastroesophageal reflux disease. Am J Gastroenterol. 2006;101(8):1900-1920.
13. **Ford A.C., Moayyedi P., Lacy B.E.** American College of Gastroenterology guideline on the management of functional dyspepsia. Am J Gastroenterol. 2017;112(7): 988-1003.
14. **Kim H.P., Lee M.S., Lee J.H., Kim J.S.** The role of Helicobacter pylori in gastric diseases. Korean J Intern Med. 2018;33(4): 606-619.
15. **Sung J.J., Kuipers E.J., El-Serag H.B.** Systematic review: the global incidence and prevalence of gastric cancer. Aliment Pharmacol Ther. 2017;46(3): 237-248.
16. **Gleeson D., Holloway R.H., Dent J.**

Physiology and pathophysiology of gastric acid secretion. Best Pract Res Clin Gastroenterol. 2017;31(6): 615-628.

17. **Talley N.J., Ford A.C.** Functional Dyspepsia. N Engl J Med. 2015;373(19): 1853-1863.
18. **Lacy B.E., Weiser K., Kennedy A.T.** Diagnosis and treatment of functional dyspepsia. Gastroenterol Hepatol (N Y). 2017;13(5): 295-301.
19. **McQuaid K.R., Laine L.** Systematic review and meta-analysis of the risk of upper gastrointestinal bleeding with selective serotonin reuptake inhibitors and nonsteroidal anti-inflammatory drugs. Am J Gastroenterol. 2017;112(1):82-95.
20. **Konturek P.C., Brzozowski T., Konturek S.J.** Stress and the gut: pathophysiology, clinical consequences, diagnostic approach and treatment options. J Physiol Pharmacol. 2011;62(6):591-599.
21. **Malfertheiner P., Megraud F., O'Morain C.A., et al.** Management of Helicobacter pylori infection—the Maastricht V/Florence Consensus Report. Gut. 2017;66(1):6-30.
22. **Carroll I.M., Ringel Y.** The human microbiome and gastrointestinal health. Gut Microbes. 2017;8(3): 250-255.

23. **Laine L., Takeuchi K., Tarnawski A.** Gastric mucosal defense and cytoprotection: bench to bedside. Gastroenterology. 2016;135(1):41-60.

MUNDARIJA

9 789369 080540

Printed at Repro India Ltd.